阅读成就思想……

Read to Achieve

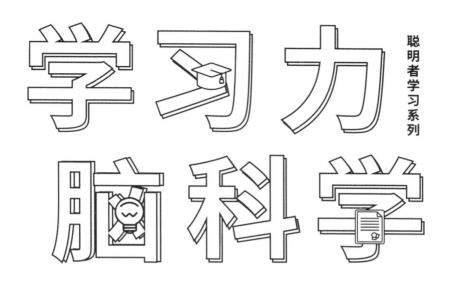

学习力
脑科学

聪明者学习系列

陈立翰 著

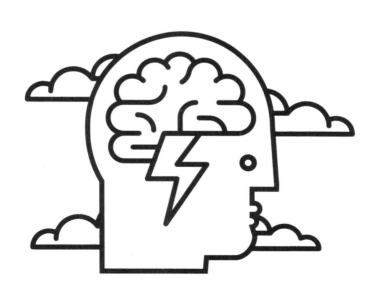

中国人民大学出版社
· 北京 ·

图书在版编目（ＣＩＰ）数据

学习力脑科学 / 陈立翰著. －－ 北京 ： 中国人民大学出版社，2023.1
　　ISBN 978-7-300-31299-6

　　Ⅰ．①学… Ⅱ．①陈… Ⅲ．①脑科学－普及读物
Ⅳ．①R338.2-49

中国版本图书馆CIP数据核字(2022)第237530号

学习力脑科学

陈立翰　著

Xuexili Naokexue

出版发行	中国人民大学出版社				
社　　址	北京中关村大街 31 号		**邮政编码**	100080	
电　　话	010-62511242（总编室）		010-62511770（质管部）		
	010-82501766（邮购部）		010-62514148（门市部）		
	010-62515195（发行公司）		010-62515275（盗版举报）		
网　　址	http://www.crup.com.cn				
经　　销	新华书店				
印　　刷	天津中印联印务有限公司				
规　　格	148mm×210mm　32 开本		**版　次**	2023 年 1 月第 1 版	
印　　张	7　插页 1		**印　次**	2023 年 10 月第 5 次印刷	
字　　数	117 000		**定　价**	65.00 元	

本书赞誉

《学习力脑科学》这本书的写作风格平易近人，既有基础科学原理的"道"，又有现实应用中的"术"，其中关于打造高效学习空间和环境的部分非常有特色，为我们的学习实践以及养育和教育实践提供了具体指导。很高兴向大家推荐。

苏彦捷

中国心理学会理事长

北京大学心理与认知科学学院教授

从楔形文字到活字印刷，从电报电话到互联网，人类科技发展的核心就是推动知识的产生与积累。但是，信息时代高速演化的知识传播模式已经超越了我们大脑的传统信息加工方式；于是，人类必须从如饥似渴获取知识的阶段进入到有效筛选和高效提取知识的新阶段。陈立翰教授在其新书《学习力脑科学》中根据自己多年的研究成果，从脑科学的角度，告诉你如何在有限的时间里获取知识，如何调动情绪来助力学习，如何来营造学习环境。

刘嘉

清华大学基础科学讲席教授、心理学系系主任

我们日常生活的方方面面，包括意识、语言、学习与记忆、社会交往、情绪情感、运动、进食、睡眠、体温控制、激素的释放和免疫调节，都与大脑息息相关。因此，了解一点脑科学对每一个人都有帮助。陈立翰老师的新书《学习力脑科学》不仅能让你理解最核心的脑科学知识，还能帮助你学得更好，学得更快，而且更快乐。

罗敏敏

北京脑科学与类脑研究中心联合主任

北京生命科学研究所资深研究员，清华大学教授

未来世界是脑力的竞争，学习能力的提升依托于大脑的有效运用。作者在这本《学习力脑科学》中，站在未来时代的视角，向家长和老师们阐述了人类学习的新方式，教育要如何适应孩子面对的未来世界，家长如何助力孩子的成长，让孩子学会积极、快乐、有效地学习。

许燕

中国社会心理学会原会长，北京师范大学心理学部教授

陈立翰老师以自己多年的脑科学研究和实践为基础，提出了一个科学、系统的学习力模型：认知、情绪和环境三个维度缺一不可。如果你也想有效提升学习力，他的这本《学习力脑科学》值得一读。

魏坤琳

北京大学心理与认知科学学院教授、博士生导师

学习是大脑的基本属性，也是人终生发展的核心内容。有意识地锻炼和塑造自己专注又强大的学习力，在面对当今信息社会数字时代浩瀚的知识海洋时，就会有的放矢，且得心应手。陈立翰老师凝聚了自己多年的脑科学研究和对学习力的专业观察和思考，潜心开发了科学系统化的三元学习力理论架构和操作性很强的实用策略，精心打磨了《学习力脑科学》这样一本如此独特、如此清新、如此专业的鼎力之作，一定会让广大学习者的阅读过程充满惊喜和收获！

孟祥芝

北京大学心理与认知科学学院副教授、博士生导师

北京大学－香港理工大学儿童发展与学习研究中心负责人

陈立翰老师结合脑科学前沿理论和方法，以及自己的教研经验，深入浅出地在其所著的《学习力脑科学》这本书中分享如何积极、高效并快乐学习。该书强调在家庭环境中，家长要引导孩子们从"要我学"转变成"我要学"，推荐广大家长朋友们阅读。

岳庆平

北京大学教授、博士生导师

曾任北京大学政策研究室主任、发展规划部部长、

城市治理研究院学术委员会主任

学习力如何通过脑科学获得有效提高，以及如何将学习安排得美好而愉快，这是我和学生共同的问题，也是所有身边的小朋友棘手的问题，曾经听陈立翰博士加以解说，印象极深。现在，他的新书《学习力脑科学》出来了，推荐大家先睹为快！

朱青生

北京大学历史学系教授、博士生导师，国际艺术史学会主席

学习真的是逆人性的吗？我认为学习本就是解放我们天生的好奇心和求知欲的过程。要解放学习的天性，我们首先要知道人的天性是什么，喜欢什么样的内容，热爱怎样的方式，需要达到什么目标。陈立翰老师的这本《学习力脑科学》，恰恰就解决了这个问题，他用很简洁的语言告诉你"如何让学习顺人性"。

屠龙的胭脂井

作家、脑科学家、知名教育博主

卡内基梅隆大学认知脑成像中心前博士后研究员

互联网时代最大的学习悖论就是知道的越来越多，学会的越来越少。一方面担心错过关键信息，一方面抱怨信息爆炸，怎么摆脱信息洪流，成为高效学习者，这本《学习力脑科学》提供了非常好的启发。

秋叶

秋叶品牌创始人

教育的目的是培养完整的人，学习的目的是看见更大的世界。《学习力脑科学》回到根目录，探讨学习的本质，提示学习的误区，是一部培养孩子学习自驱力的佳作，也是一本升级父母和教育工作者角色的"自我觉察之书"。

张华

少年商学院创始人兼 CEO

关于学习方法的书大约有两类，一类是非常严谨、学术性强的理论书；一类是以个人实践经验为主的方法类工具书。前者严谨但不好读；后者生动，但缺体系。陈立翰老师的《学习力脑科学》像一本桥梁书：不仅把浩繁的与学习相关的脑科学理论，提炼精简成三个维度，还能和具体实践经验及方法结合起来，便于应用。希望对学习方法感兴趣的朋友，能和我一样在这本书中享受获得启迪的乐趣。

成甲

《好好学习》《好好思考》作者

互联网时代的学习力有三个段位。第一个段位是简单地学：只依靠网络搜索，有问题简单搜一下；第二个段位是费劲地学：死记硬背，试图靠"勤奋的笔头"来让大脑费劲地记住知识；而这本《学习力脑科学》会告诉你学习力的第三个段位：又轻松又高效地学。

你将会学习如何利用大脑的特性、情绪驱动和环境打造，三剑合璧提升自己的学习力，搭建自己的知识体系。快翻开这本书，成为别人眼中的那个"会学习的人"！

彭小六

《洋葱阅读法》作者

好讲师读书会发起人

我们常常把不想学、静不下心学和学不好，归结于懒和不够聪明，但实际上是因为"不会学习"。这本《学习力脑科学》介绍的学习方法，敢说 95% 的高考状元都在偷偷用……毕竟无效努力考不到第一。我们想要和状元同样聪明，可能得下辈子了，但科学高效的学习方法别再错过！

短毛桃

小红书心理学博主

《学习力脑科学》这本书从专业的角度，用生动的语言，深入浅出地讲解了与学习相关的认知模型及其背后的脑科学原理，并结合实际场景，提供了一系列用于高效学习的实践方法。认真阅读本书，能够帮助你对"学习"这件事情本身有更加全面的了解，同时也能够让你自己从中受益。

陈铖

学而思培优高级产品经理

推荐序一

　　我在 2022 年 9 月初才从哲学楼搬进王克桢楼。在哲学楼 216 室办公的时候，和立翰教授同楼三年。自从立翰教授搬到哲学楼一层办公，见面的机会就多了起来。有时候路过，如果他房门开着，也会进去坐一会儿，聊一聊……印象里，立翰教授的办公室就是 10 平方米的小房间，但书越来越多，为此我们俩还交流过买什么样的书架可以放下更多的书。翻看他的书，各领域的都有，除了他的老本行工程心理学、认知心理学以外，还有哲学的、教育的……五花八门。我还曾经好奇地想："您这是要干吗？"一直以为他只是兴趣广泛，到现在答案揭晓，原来他一直在写这本书！

　　立翰教授发来他的书稿让我先睹为快，认真浏览后受益良多。

虽然只有短短的六章，但内容广泛，从对学习的认识开始，讨论了注意、记忆、元认知、情绪以及学习环境，都是与学习关系密切的关键方面。

发展心理学主要从生理、认知和社会性三大主题领域探讨个体成长。在做各种家庭教育和发展心理学讲座时，我也多是从这三个方面入手向公众介绍相关内容。这本书较多涉及认知能力和学习领域，分别从注意力、记忆力、元认知、情绪调节以及学习环境设置等角度为读者讲解大脑学习机制的基本原理，并针对常见的学习场景，结合亲身的学习和教学经验，为读者提供了科学有效的建议。特别是基于前沿脑科学研究成果，立翰教授很有创意地提出了认知力＋情绪力＋环境力的三元学习力模型。为了帮助读者理论联系实际，每章配有与主题相关的小练习，方便读者在日常生活中随时训练提升学习力。通读全书，基础科学原理的"道"与现实应用中的"术"彼此呼应，相得益彰。既传递了有关学习的心理学和脑科学知识，又可以为我们的学习实践以及养育和教育实践提供具体指导。

　　总结起来，本书有两个方面特别值得称道：一是对"打造高效学习空间"，即对学习环境力进行阐释的部分；二是平和谨慎和娓娓道来的表述方式。

　　学习环境力部分的内容在脑和学习等相关主题的科普中很少会被涉及，也是很多研究者和家长以及学生常常忽视的方面。但环境心理学的研究告诉我们，物理环境和社会环境对于心理成长的作用同样关键，也非常重要。环境特性及其相关信息可以通过个体的唤醒状态和情绪感受等直接或间接地影响其认知加工和学习行为效率。这一部分的纳入使得这本小书更加有特色。

　　总之，这本书的写作风格非常平易近人，像是在回答朋友们的问题，容易让人接受。大概是因为立翰教授也是一位父亲，这使得他能够站在家长的角度理解孩子们的学习过程。相信在生活中，他也是个实践心理学和脑科学的厉害老爸。非常希望读者朋友们在阅读中接受、在学习中体会并在生活中实践，帮助孩子们，也帮助我们自己科学地提升学习力，实现真正的高质量学习。

为此，我先学习了，并很高兴向大家推荐。

苏彦捷

中国心理学会理事长

北京大学心理与认知科学学院教授

推荐序二

在当今的教育行业盛行这样一句话："学习是逆人性的。"虽然我个人对这句话想描述的问题能够产生共鸣（即"学习需要克服很多人类的直觉和情绪"），但是我对这句话想传达的情绪和价值观并不欣赏。如果所有的老师给所有的学生都去灌输"学习是逆人性的"这样的思想，那么至少有以下两件事，我们无法给学生们解释。

第一，为什么学习不去逆牛顿、伽利略、达·芬奇的人性，而只是偏偏逆我的人性？

第二，既然学习是逆人性的，那么我讨厌学习，也就是理所当然的吧？

所以，每次我听见有老师在台上说这句话的时候，我都把脸深深地埋进手里，我知道这句话又要给很多孩子们不好的心理暗示了："学习是痛苦的。"

我在生活中也经常听到有一些人说："别让孩子学那么多，让他有个快乐童年吧。"这句话不也是直接把"快乐"和"学习"对立起来了吗？

如果学习真的如这些人所说的"逆人性"，或者是不快乐的，那它为什么会存在呢？

这世界有物理，就证明有人醉心于物理；这世界有数学，就证明有人热爱数学；这世界有马拉松，就证明有人能跑马拉松。

如果一个东西真的"逆人性"，它就不会发展壮大成为一个学科或者一个行业。

此外，我们再做一个思想实验，假如一个人真的完全不学习，极度无知，他幸福吗？他幸福在哪里？他与我们都是人，都有躁动的灵魂和求知的欲望，但是他却没有一个精神的避风港去抚平这个欲望。

如果你承认无知的人并不幸福，那么从哲学上来说，把学习与幸福完全对立起来，就没有什么道理。

陈立翰老师的这本书，恰恰就解决了这个问题，他用很简洁的语言告诉你"如何让学习顺人性"。

全书只有六章，但是每一章都是学习的一个重要的"组件"，都解决了学习的核心问题。阅读这本书，并不需要提前知道什么前置知识，它像一位谆谆教诲的老师，告诉你如何做。虽然内容中有很深刻的科学原理，但是行文却非常通俗易懂。

读了这本书，你就能对认知脑科学入门了：明白注意力有几种，每种有哪几个训练方法；学习的层次到底有哪些；元认知的神秘之处在哪里；在什么样的学习空间学习是效率最高的；我们怎么拥有核心的认知力。

最重要的是，你开始明白，如何让学习"顺人性"了。你开始明白，我们的大脑本身就是好奇的，就是渴望信息的，就是求知的，只不过有些学习的手段和方法是错的，没有激发我们内心的这些好奇和对信息的渴望，甚至抑制了我们的求知。

一棵喜光的植物，是无法在阴暗处生长的，它无法生长，并不能归咎于"生长逆它的本性"——其实是我们没有找到合适它的那缕阳光。

草木如此，人也一样。学习本就是解放天性的过程。如果我们要解放学习的天性，我们首先要知道人的天性是什么，喜欢什么样的内容，热爱怎样的方式，需要达到什么目标。

这本书，恰恰是那棵植物所需要的阳光。

屠龙的胭脂井

作家、脑科学家、知名教育博主

卡内基梅隆大学认知脑成像中心前博士后研究员

目　录

第 1 章

重新认识学习

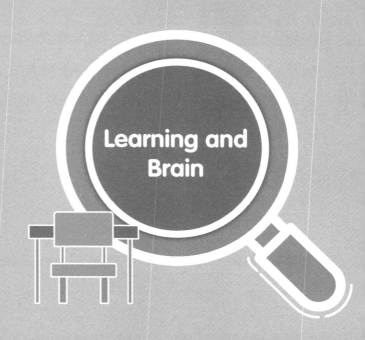

互联网时代的学习悖论：知道得越多，学得越差

看到上面这个标题，你可能感到很困惑。学习嘛，当然是获取的信息和知识越多越好，为什么反而可能学得更差呢？

诺贝尔经济学奖获得者赫伯特·西蒙（Herbert Simon）认为，信息的泛滥造成了现代社会中人们注意力的匮乏。他提出这个论断的时间是在半个世纪之前。如今这种注意力匮乏的趋势愈演愈烈。

在解释这一点之前，我们先来看看现代社会的另一个类似的悖论现象：吃得越多，越是营养不良。

提到营养不良，大家头脑中首先想到的肯定是因为长期饥饿而面黄肌瘦、形销骨立的人。但令人惊讶的是，很多不会为填饱肚子发愁的人，甚至是肥胖症患者，也会有严重的营养不良问题。原因在于，即使我们每天可以摄入充足的食物，但如果其中很多都是垃圾食品和加工食品，我们的身体仍有可能缺乏必需的营养物质，如膳食纤维、维生素和矿物质等。

我们的大脑也是一样，即使被大量信息填满，却仍然会陷入"认知贫穷"的境地。包括手机在内的电子产品以及衍生的在线生活方式，让我们可以轻而易举地获得海量信息，让我们对信息的拥有感大增，并进一步激发了我们对未知信息的渴求和不安全感。大部分带有"即时通讯"功能和特性的社交媒体应用软件，也驱使我们对各种信息不假思索地做出回应，剥夺了我们深度思考的机会。

然而，"拥有"大量信息的我们，学习能力真的提高了吗？如何才能获得高质量的学习效果呢？如果你也总是在学习工作的时候分心走神，觉得自己看过很多东西，似乎有很高的成就感，却什么也没记住，那么说得不客气一些，这种成就感就是自欺欺人，你真的应该好好思考一下这个问题并积极寻找解决问题的途径了。

快餐式学习带来的认知贫穷

人类社会的信息技术随着时代的变迁而高度发展，但人类大脑的结构、功能却几乎没有任何新的、显著的变化。海量且快速迭代的信息，在现实世界和虚拟世界之间的频繁切换，多渠道的并行任务，以及高负荷的快速学习都给我们"落后"的大脑带来了巨大的认知挑战，也让我们虽然面对唾手可得的海量信息，却处于"认知贫穷"的状态。

难以建立系统性知识体系

人类文明的发展史是一种"加法"的历史，包括生产资料的积累、日新月异的技术发明以及错综复杂的文化网络的形成。然而，我在 20 年前学习社会认知心理学这门课时就得知，人是认知省事者，即认知的"吝啬鬼"，我们的思维模式依然遵照"减法"的精简原则，怎么简单怎么来。因此，知识的庞杂和认知的精简是一对长期存在的矛盾。如今，信息超载已成为一种文化环境，知识的指数级增长也给学习者施加了越来越多的压力。令我们深夜难眠的，并不是担忧如此众多的信息会令我们精神崩溃，而是即使在信息已经足够充分的情况下，我们仍旧担心漏掉更多的、更有效的信息。对此，牛津大学心理学教授安德鲁·普日比斯基（Andrew Przybylski）提出了"错失恐惧症"（fear of missing out，FOMO）的概念，即人们通过频繁看手机，刷微博、朋友圈等社交媒体来提升安全感，因为害怕自己错过什么重要的信息而落伍，也进一步带来人际沟通障碍等负面问题。

虽然信息交流变得越来越便捷，但如果没有合适的知识组织方式，信息超载是不可避免的，我们也很可能沦为信息的搬运工。实际上，当信息过载时，建立背景知识会变得愈加困难。这主要与人的工作记忆特性有关（容量少、维持时间短）。不管学习的材料以哪种载体或方式呈现，我们也必须依靠记忆系统进行知识的编码、建构和内化存储。如果我们获得的信息过多，同时不再花更多的时间来对各种信息进行回顾、比对和类比，长此以往会影响大脑中知识的建构，甚至推理能力的发展。

注意力涣散

在学习时间的分配和利用上，人们越来越需要掌握在不同场合移动办公的诀窍；在新冠肺炎疫情期间和后疫情时代，线上学习和工作成为普遍的方式，如何高效率地在不同的线上平台快速切换，整合来自不同平台的资讯，并且掌握相应的知识和技能已成为当代人的刚需。更值得注意的是，随着短视频（很多视频时长控制在 10 秒以内）等产品的兴起，我们集中注意力的时间一再被压缩。

但是，从生物学的角度看，人类并不具备同时处理多通道信息输入的能力，这是由于持续性注意力的限制（我会在第 2 章详细介绍）。由于我们的注意力本身就受限，快速迭代的信息（包括每天平均 300 条以上的短信和微信推送）压缩了人们在特定知识或信息上所能停留的、进行深度思考的时间。注意力停留的时间过短，意味着外界输入的信息与一个人已有的背景知识交互作用的时间也相应减少，人们会相应降低深度思考等积极思维过程的频率、强度和质量。频繁地在各种碎片式阅读材料和短视频之间进行切换，包括频繁切换接收信息的感觉通道，比如从视觉切换到听觉（或反过来），会带来注意力的涣散。

产生认知惰性和工作记忆能力下降

由于外部记忆方式（比如电脑和各种类型的存储器）的发展，

以及各类知识应答系统、搜索引擎的便利使用，学习从记忆陈述性知识本身，更多地转向发展和锻炼元记忆能力，即记忆某种认知的标签或知识的索引，知道去哪儿获取资料即可，这也反映了当代人必备的数字信息素养。很多常识性的知识、地名和人物年谱，甚至一个班级里的同学或课题组成员名字，我们可能都记不全，因为我们知道（也相信）可以把名单或相关信息存储在硬盘中或打印出来存档，到时去搜索和提取就行了。

然而，我们在享受技术革新和数字生活便利的同时加剧了自己的认知惰性。我们不得不承认，虽然外部记忆能够容纳海量的信息，但我们人脑的工作记忆能力逐年下降：除记住必要的信息（如爱人和孩子的生日和手机号，自己家的门牌和电子邮箱密码）以外，我们几乎没有动力或能力去记住更多的细节信息。

认知偏差

在网络信息时代，由于信息的来源是多元的，信息的提供者以及信息的类型也是多元的，而且大多数信息是以碎片的方式呈现给学习者（用户），这就需要学习者使用强大的、主动的过滤机制并具备信息整合能力，否则容易带来"盲人摸象"式的局部思维，从而带来危险和错误，特别是当各个片段信息在内容和价值取向上存在冲突时。

认知心理学对思维和决策的研究发现，"只见树木，不见森林"的思维模式会带来短见和决策的失误。因此，如何在吸收快速更新的资讯和知识片段（局部思维）与对所学领域进行全局把握（全局思维）之间做好平衡，并且维持信息之间的对应和价值判断的一致，是一个典型的认知挑战。

决策困难和认知焦虑

虽然我们的注意力有限，记忆容量也有限，但是我们在开始学习甚至在做一个简单的购买决定（买一件衣服或一部手机）前，总有一种信息不足的"稀缺感"或者说一种对于获取信息的"贪婪"——知道的资讯越多越好。这种渴求信息以至于情绪不安的感觉，反映到行为上就是没有明确的停止规则。比如，我曾经在研究生阶段撰写过一篇关于智力的综述，是发展心理学课程的大作业，当时查询的文献（包括只看摘要的文献）已经有 3000 篇左右，虽然很辛苦地看完资料，但我还是对是否已掌握必要的文献资料没有信心，总觉得会漏掉重要的信息。信息的可得性和便利性，催生了我们去多处求证的惯性，结果带来不必要的认知负担和焦虑感。

此外，在网络世界中漫游的我们，也非常容易发生"迷路"或被无关信息干扰的情况。比如在查询学习资料前，我们选定了要搜索的关键词，但在浏览网页的时候，注意力往往在不经意间被引向不重要的或不相关的信息。一些平台随机弹出的广告或消息框（事实上很可能是根据算法精准推送给用户的），也会篡夺我们的注意力。

学习自主性和执行能力下降

信息时代的数字化学习对学习者的自主性和执行能力有重大影响。一个简单的界面背后，可能有几千位软件工程师（包括设计师）用心良苦的劳动，其目的就是最大限度地产生用户黏性，让你成为产品和服务的忠实用户。但电子产品的使用在一定程度上剥夺了我们对于执行功能的训练。

　　学习的本质是自主探索的过程。电子设备和软件里的学习材料和内容，不管其编排的合理程度如何，基本上是通过视觉和听觉两种感觉通道呈现给学习者的，学习者绝大多数时候是照着屏幕上的指示和引导来跟踪学习材料和学习进度。如果屏幕上显示的内容切换过快，学习者在大脑认知还未跟上时就可能被动跟随下一个呈现的材料进行学习了。因此，在这种屏幕内容的"驱动"下，学习未必是主动的，可能只是被动完成任务而已，带来"我完成了，老师也看到我完成了"的假象，这在学习的自主程度上是打折扣的。相反，如果学习者的自主性提升了，有可能屏幕呈现的信息反馈反而跟不上人的输出，这可能也是我寻求一个好的机械键盘以快速打出（头脑中思考的）文字的原因。

什么才是高质量学习：从知识到问题解决

如果我们想要摆脱认知贫穷，超越那种浅层的、虚幻的信息拥有感，我们就需要了解什么是高质量的学习。这里我想引用美国著名教育心理学家本杰明·布鲁姆（Benjamin Bloom）的观点。

20 世纪 50 年代，布鲁姆提出了教育目标的分类法，其中认知领域的目标包含六个学习阶段：知识、领会、应用、分析、综合与评价。这六个学习阶段的认知水平由低阶走向高阶。其中，分析、综合与评价是问题解决能力的三个水平，是综合运用多种知识、技能和策略解决问题的能力，属于高阶能力。2001 年，布鲁姆的认知领域教育目标分类得到洛林·安德森（Lorin Anderson）和戴维·克拉斯沃尔（David Krathwohl）的修订（见表 1–1）。修订后的版本增加了"创造"的维度，并将其置于知识复杂度的顶层，即创造和创造性思维被视为最复杂的人类认知过程。因此，对学习结果的追求仅仅停留在知识习得和理解层面是不够的，学习的真正成功必须通往高阶目标或层次，最终导向问题解决和创造力的获得，这也是终身学习的主要培养目标。

表 1–1　　　　　　修订后的布鲁姆教育目标分类（认知领域）

知识维度	认知过程维度					
	1. 记忆	2. 理解	3. 应用	4. 分析	5. 评价	6. 创造
A. 事实性知识	列举	总结	分类	排序	分等	整合
B. 概念性知识	描述	阐述	实验	解释	评估	计划
C. 过程性知识	汇总	预测	计算	区分	总结	创作
D. 元认知知识	合理运用	执行	选择策略	改变策略	反思	创新

我们通常理解的学习和传统教育中教授的学科知识，即读写算能力，属于较为低阶的知识和能力，仅仅侧重记忆和回忆等认知能力，而分析、综合与创造等高阶能力，需要学习者付出更大的认知努力才能掌握，包括复杂推理、逻辑思维、问题解决等，并能够将知识迁移到实际生活中。

在网络信息时代，身处极为复杂的信息环境中，学习和认知模式的一个重要特点是需要面对和处理来源和形式丰富多样的知识以及诸多碎片化的信息。同样一个概念或单词，比如"内卷"，我们会反复地在社交媒体、新闻报道、图书或与他人的交谈中接触到，表达的形式也可能是长文、视频、图片、朋友圈的评论吐槽，等等。所有这些内容对于"内卷"所表达的意义一致吗？你是否可以对"内卷"这一概念和现象及其背后的原因有系统全面的理解？是否能表达出自己独特的解读和切身的体会？

想要获得高质量的学习效果，我们必须学会将大量的信息在自己的头脑中重新系统地组织起来，并且与自己独特的学习过程甚至亲身经历结合起来。这也是从简单记忆到理解，再到最终进行创造性运用的基础。

此外，学习目标的建立以及目标的合理设置也非常重要，可以保证我们不会迷失在信息的海洋中。学习过程中出现的几乎所有认知相关的问题，包括注意力、记忆力、元认知和情绪状态等，都与学习目标的建立以及目标的合理设置有关。

当目标过于宽泛或者模糊不清时，注意力的导向就不集中，容易出现"靶向注意"的缺失，即学习者所付出的努力可能只是针对细枝末节的问题（学习者本人又意识不到这个"症结"），与学习的核心目标（包括学科能力的培养）没有直接的关联；或者是"眉毛胡子一把抓"，没有把有限的注意资源分配至需要重点投入的学习领域或问题中，重点问题没有得到充分的学习时间和注意投入，导致学习效率的下降。

同样，如果没有清晰的目标，不能根据特定的目标去组织学习策略，记忆的能动性也会下降，包括存在侥幸心理，希望从外部存储器和网络上获取信息以取代脑力记忆。即使学习者努力去记忆，也可能因为没有运用"创造"的方式和知识建构的理念去组织所需记忆的内容，从而使用了不经济的、低效的记忆编码策略，影响了记忆的容量以及提取记忆的效率。此外，如果我们能够有效地分解学习的具体目标，运用合适的认知步骤，并且从自我反馈和他人反馈中进一步修正自己的学习方法，那么也能更好地促进学习效率的提升。

最后，目标的创建对情绪的影响也是积极的。清晰的、合理的目标设置，有利于形成自我效能感，当我们尝到学习的乐趣和收获时，会进一步积累成功的经验，巩固成功经验和方法，并用于提升下一个阶段的学习；反之，如果一开始目标过于宏大和难以把握，又没有对目标进行合理的分解，那么我们很有可能形成挫败感，久而久之，多次的失败经验会带来"习得性无助"的情绪体验和认知，以至于自暴自弃，放弃学习。

学习即改变：大脑学习 3C 理论

信息时代并非洪水猛兽。正像一个硬币的两面，如果我们正视电子产品和信息化学习时代对大脑的挑战，理解大脑学习的规律，科学地掌握新时代的数字素养和学习技能，那么我们就能实现更高效的学习。

从脑科学的角度来看，什么才是学习的本质呢？

我认为学习就代表着大脑的内部变化和人的外在行为变化，这里概括为 3C 理论，即"changeable"（可变的）、"changing"（正在变化中）和"changed"（已经发生改变）。

第一个 C，即"可变的"，是指大脑的可塑性和准备状态，在宏观层面上，这体现为大脑网络状态的可变性；在微观层面上，体现为 1000 亿个左右的神经元突触连接的生化变化过程。可变性是大脑能够学习的生物基础和自然结果。想要有效地学习，我们首先必须拥有一个健康的大脑，即大脑在正确的、良好的、健康的状态下才能进行良好的学习。在这种状态下，大脑才能准备好去接受外部环境的信息输入。如果一个人的大脑状态不佳，或处于消极的情绪状态，是不能进行有效学习的。

此外，虽然人的一生都可以学习，比如学习外语或掌握其他认知技能，但在心理认知领域，学习有特定的时期，我们称之为"敏感期"。比如，7 岁左右是学习外语的敏感期。研究表明，智商高的孩子，大脑皮层厚度达到峰值的时间晚，但变化的速度快。就认知的不同领域而言，存在一个自然的大脑发育和任务适应性的顺序，比如从一出生，我们就具备了基本的感知能力（视觉、听觉等），到了孩童时代（特别是 7 岁左右），语言能力包括双语能力得到迅猛的发展，在 11~12 岁出现高级认知能力（包括执行控制和任务规划能力等）发展的高峰。因此，大脑的发展是循序渐进的，在一定程度上决定了不同阶段学习的特定领域范围和范式的递进性。

第二个 C，即"正在变化中"，指的是在我们自己没有明显觉察的条件下，大脑内部正在发生某种改变。事实上，具体学习活动所对应的每个特定的认知过程（注意、记忆和情绪调节等），都会给大脑带来直接或间接变化的痕迹。我们的大脑随时随地准备好接受外界的信息，只有那些与任务相关的信息或领域知识的学习，能够给大脑带来持续性变化，包括纤维素厚度的增加和脑功能连接网络（神经元之间的连接）的增强，等等。现代认知神经科学的发展已经可以让我们动态观察个体在学习过程中的大脑代谢水平和大脑特定功能区的响应，甚至能够描绘和显示大脑结构方面，包括纤维素等形态学的变化。

第三个 C，即"已经发生改变"，是指当我们已经掌握一个知识点或技能，在学习的效果相对稳定后，知识和技能在需要用到时能被方便、及时地提取。对此通俗的理解是，大脑的"记忆宫殿"此时已经能够稳定地存放和提取经过（深度）加工和处理的学习材料。另外，"已经发生改变"也可以指我们能够将所学的内容和方法，迁移运用到另一个新的知识点的应用中或需要类似技能的场景中。比如，学会 C 语言编程的同学，能够很快上手 C++ 或

MATLAB 等语言的编程；学会了驾驶手动挡小型汽车的驾驶员，对于自动挡汽车的驾驶也会得心应手。

培养学习型大脑的三元模型

综上所述，成功的学习，需要多方面因素的配合，但我认为最重要的是认知、情绪和环境三者力量达到平衡、和谐，并能相互促进。

认知因素可以理解为我们耳熟能详的智商，包括注意力、记忆力、元认知能力等，它反映了学习者的一种胜任能力，这方面的能力可以通过具体的学习任务，比如计算和思维训练以及具体的阅读记忆作业等来得到提升，或者通过在学科学习基础上总结出策略和方法（元认知的一部分）来得到加强。这里的练习可以类比为"最小可实行产品"（minimum viable product，MVP），即我们把每一个看似微不足道的练习和任务，看成一次珍贵的、综合的认知训练的机会，尽量在认知力的各个方面优化和提升自己。

情绪因素主要指向学习者的情绪智力，包括在充分认识自我的基础上，发挥学习的自主性，合理认识和管理自己的学业情绪，在学习上遇到困难时能有效地进行心理调适和合理地寻求帮助等。如无特殊说明，本书说的情绪智力主要是指学业情绪智力，与通常所说的善于维持人际关系或所谓有领导能力的"情商"有诸多不同，但两者都反映了情绪的普遍适应力和韧性程度。

环境因素包含了学习的物理环境和心理环境（即人际关系构建）。良好适宜的物理环境为有效学习创造了必要的支持因素。外部物理环境的稳定性，能够促进孩子认知的正常发展进程；而环境中的不稳定因素，比如经常举家搬迁，则会造成孩子认知发展中的不适应，短暂影响孩子的学习。此外，学习过程中如何运用具体的技术手段和学习方式，包括如何合理安排线上和线下混合学习，也是物理环境因素的一部分，对于这种环境的适应也与学习的成效相关。在心理环境因素方面，基于特定学习活动构建的依恋关系、亲子关系、同伴关系，也能调节学习者学业情绪的稳定性和学习动机，进而影响学习效率。通过阅读报告会、读书会等多种形式，将自己的所学、所思、所想与他人进行交流，可以形成更大的学习小组及支持力量。最终，这种日常的、深度的联结，会扩展学习者的视界。

　　基于上述对认知、情绪和环境因素如何影响日常学习的分析，我尝试构建了以下的学习力三元模型（见图 1-1）。在这个模型里，执行能力是核心，辅以三股相互影响的重要力量：认知力、情绪力和环境力。每股力量都有可以拓展的外延（图 1-1 中用虚线表示），可以随着个人学习能力的提升和经验的积累，逐步拓展其影响的领域和范围。比如，以环境力为例，学习者个人所处的人际环境，可以从其所在的家庭，扩展至朋友关系、学校和其他单位及社区等。认知、情绪和环境这三股力量之间环环相扣，说明它们之间相互影响、相互制约、相互依赖和相互促进；三者的外延可以拓展，但结构上不会松散，共同形成一个强大的学习支持系统。

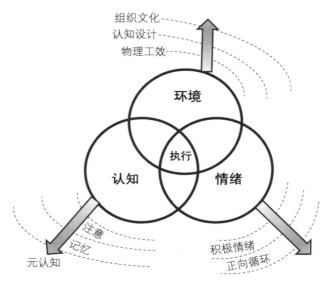

图1–1 学习力三元模型

以下章节将分述三元模型中的三个因素：认知力、情绪力和环境力。

第 2 章

认知力之注意力：
有效学习的先决条件

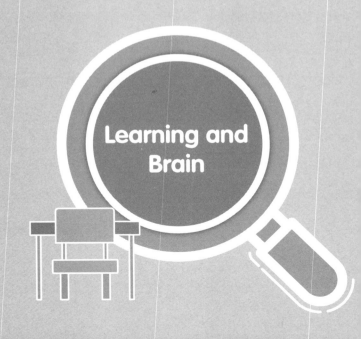

Learning and
Brain

　　注意是脑神经科学研究的一个重要领域，注意过程中的认知活动代表了大脑信息加工的主要过程。如果说大脑的活动像汪洋大海一样波澜起伏，那么注意力扮演的角色就像船只的"舵"，定准航行的方向。对于学习来说，注意力是我们有效汲取知识和信息的"窗口"，是高质量学习所必需的最重要的先决条件。

大脑中的"手电筒"：注意力的原理

　　基于现代神经心理学针对注意力研究的诸多观点，我们可以形象地用"手电筒"模型来描绘注意力的特征。

　　首先，进入我们大脑注意范围的东西是有限的。我们的大脑在特定的时刻，只能聚焦关注事件的某一方面。如果手电筒的光束足够窄，就能"聚焦"于特定的事情或问题，即注意力的"集中性"。如果大家玩过凸透镜，就知道聚焦的威力。把凸透镜置于强烈的阳光底下，镜片下面放置一张纸片，不出一分钟，凸透镜下方的纸片就可以被点燃。从大脑外部来说，注意的集中在于排除无关的内容进入大脑，就像凸透镜令阳光只作用在纸片上一个小的区域；从大脑内部来说，注意的集中在于我们控制自己的认知指向性，主动排除其他无关任务的干扰。

其次，当我们面临多任务处理时，需要运用注意力的"选择性"（就像手电筒的光线依次照亮环境中不同的事物或事物的不同部分）和"分配性"（同时将光线打到多件事物上）。

"选择性"和"分配性"是一个问题的两个方面。比如在阅读过程中，我们根据自己的需要，从浏览图书的简介和目录开始，大致知道自己对哪些内容是感兴趣的，哪些内容是需要重点阅读的，这样我们在后面的阅读中就可以完成注意的"分配"，之后就能够有针对性地选择感兴趣的内容仔细阅读。语文或外语教学中的精读和泛读，事实上是对选择性和分配性注意力的一种诠释。值得强调的是，我们这里所说的"注意"或"注意力"，比平常我们所认识的专注力概念的内涵和外延都要广泛得多。一般而言，专注力侧重于注意力的集中性和持续性（这一点我们马上谈到）。

最后，手电筒的电池维持照明的时长也是一定的，注意力的持续性也是如此。在一些特定的工作场合，比如雷达监控任务，需要稳定的注意力，往往一个特征信号在注意力下降的瞬间就"溜走"了。明察秋毫的洞见力，首先需要个体有充沛的、稳定的注意资源。一般而言，小升初的学生（10~12 岁）维持注意力的平均时间为 25 分钟，即相当于一个番茄时间①。成人维持注意力的时间稍长。为此，课堂休息的设置，必须在超过注意力稳定维持的时长后。当前，一些"微课"的时长，基本上控制在 10 分钟以内，也是考虑到人的注意力持续性的限制。社交媒体平台的短视频，也是根据用户的注意力维持时长较短的这个特性设置的。如果短视频的时间偏长了，很可能会挑战人的注意力资源，带来疲劳效应，影响继续观看的动力。

总结起来，注意力有以下四个分类和功能。

● 选择性注意力。保持清醒、面对警示迅速将注意转移到某项任务上的能力（光线依次照亮内外环境中的不同部分）。

---

① 番茄工作法是一种有助于提升专注力的时间管理方法。在一个番茄时间（25 分钟）内，需要专注于目标任务，不做无关的事。

- 分配性注意力。能同时将注意放在多件事物或任务上的能力（光束的宽度足够宽，可容纳更多的信息）。

- 集中性注意力。将注意集中在某一项任务或者某一件事情上的能力（光束的宽度足够窄，足够"聚焦"）。

- 持续性注意力。长时间将注意集中于一件刺激性不强的任务上，也能随时应变的能力（手电筒的电池在长时间内维持照明）。

那么，应该如何将注意力的四个分类和功能，运用到学习过程的不同阶段呢？应该如何训练和提升自己在这四个方面的能力呢？接下来，我将依次进行讲解。

迅速锁定精准信息：选择性注意力

我们都有去车站接人的经历，这是一个典型的视觉搜索问题，即在茫茫人海中找到特定的目标人物。这里运用的就是选择性注意，如果将"自上而下"的信息（你所知道的关于被寻找对象的相关知识，如体貌特征）和"自下而上"的信息（与你的认知经验匹配的、"显著"的对象特征）结合在一起，你就能顺利地找到目标。

回到学习上，最能体现选择性注意重要性的任务之一就是语文考试中的阅读理解题和英语考试中的完形填空题了。在做阅读理解题的时候，我们的初级任务是从给定的文本和故事里"选择性"地找到"5W"信息，包括什么（what）、哪个（which）、哪里（where）、谁（who）、何时（when），即关键事件的五要素。只有快速准确地抓取关键信息，才能顺利完成题目的要求。英语考试中的完形填空题也类似，我们需要快速定位，将正确的"萝卜"填入对应的"坑"中。我记得早年在参加新东方的托福和 GRE（美国研究生入学英语测试）培训时，老师教授的经验是，只要看阅读理解题的题干、选项和答案，不看正文，大概率可以做对 1~2 道题目。我想这与选择性注意关系密切。通过选择性注意，我们有意识地在给定的文本中定位和选择关键信息。经过一段时间的训练后，这些信息真的就能"跃然纸上"。

不但学生考试需要选择性注意力，作为老师，在统一批改研究生入学考试的试卷时，我们也要根据标准答案，"踩点"打分。这也是在训练评卷人的选择性注意力——从洋洋洒洒的书写中，定位找到答案中的关键信息点的能力。

不过，选择性注意并非只针对一个特定的信息或属性，也可能针对一些绑定在一起的属性集。这种绑定体现在内容、空间与特征的筛选与综合上。事实上，这说明了我们的注意力运作机制是比较复杂的，同时也是自动的。同样，以去火车站接人为例，需要接待的"人"是内容方面的属性，在火车站的哪个出口碰面是空间方面的属性，对方穿着如何以及体态特征等，是特征属性。因此，选择性注意将以上的几个属性绑定起来，以便我们快速找到对方。当然，在选择性注意中，如果某个属性的优先性和显著性的作用突出，则能够在第一时间抓住眼球。比如，你要接的人是一位2米多高的朋友，那么在火车站出口处熙熙攘攘的人流中，你应该很容易就发现他。

在不同学科的学习训练中，选择性注意力也有很多的应用。在心理学研究中，有一个术语叫"注意的选择性启动"，即通过事先预设的一些内容或者信息提前激活选择性注意或者引导注意指向特定的内容。比如，在练习英语听力时，老师可以先告诉同学们要在听力录音中找的信息点，这样在播放听力材料时，同学们就可以有的放矢地将信息点（关键词）与材料对应起来，能够快速地定位提问中的 5W。又比如，在练习做立体几何证明题时，我们可以先复习巩固相关的概念和知识点，比如延长线和补角的概念，然后再根据给定的知识范围，针对具体题目，积极思考如何解决问题（比如选择做哪条延长线）。由于将注意力选择性地引导到核心知识点上，通过这样的练习方法，解题效率更高，对知识的理解效果也更好。

训练你的选择性注意力

对于选择性注意力，心理学研究中有一个经典的测试方法，即"部分报告法"，由美国心理学家乔治·斯珀林（George Sperling）提出。在实验中，研究人员采用速示器（如今可以方便地用计算机程序实现）呈现行列数为 3×4 的字母卡片（即卡片上有 12 个字母），呈现时间为 50 毫秒。与传统方法不同的是，部分报告法并不要求被试努力报告所有 12 个字母；而是在每张卡片呈现完毕后给出随机的声音提示，指定被试报告某一行的字母，即将少量需要注意的项目集合与特定的提示标签（比如一个符号或声音标记）对应起来。这样，看到或听到特定的符号或提示，被试就知道应该注意哪个位置的信息。

借鉴部分报告法的原理，我们可以用纸笔完成简便易行但非常有效的注意力训练任务。比如，在数字划消任务［见图2-1（a）］中，我们需要在一个数字矩阵中，定位找到特定数字（比如"0"或"1"），再用铅笔划掉可以用秒表记录自己完成的时间，并统计正确的个数（或漏掉的个数）；如果是多次进行训练和练习，就可以观察到自己的进步程度，比如正确率的上升和完成时间的缩短。当然，多次训练时必须用不同的材料，以免产生练习效应。一度非常流行的"连连看"游戏［见图2-1（b）］也是同样的原理。

我们也可以在动态的情景中训练选择性注意力，追踪特定目标。比如，在一个追踪小球的测试中［见图2-1（c）］，我们可以关注特定的1~2个小球的运动轨迹，小球运动结束后，汇报特定标记（比如最下面的两个小球）的位置。通过训练之后，如果能够追踪的小球的个数变多了，说明注意力提升了，同时工作记忆能力也提高了。在我带孩子们在古北水镇游玩的时候，金鱼馆里

为数不多的鱼缸，吸引了孩子们的注意［见图 2-1（d）］。我突然
受到启发，于是问他们游动的金鱼的数目。这个任务的挑战性不
言而喻，首先背景的凌乱石子会带来视觉的干扰，其次随时移位
的金鱼会逃脱我们的注意力，给（重复）统计带来不小的难度。
不过，追踪游动的金鱼肯定要比实验室中小球的测试有趣得多，
孩子们也更乐于参与。当我们理解了注意力训练的原理，就可以
像这样随时抓住生活中的机会进行练习。

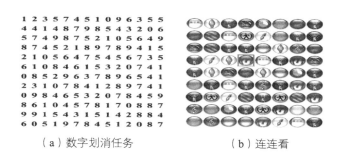

（a）数字划消任务　　　　　　（b）连连看

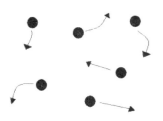
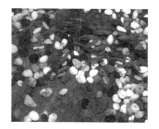

（c）追踪小球任务　　　（d）在干扰背景下数游动金鱼的数量

图 2-1　注意追踪任务

在有限时空范围内最大限度获取信息：分配性注意力

与选择性注意力相对，分配性注意力则强调注意的分时复用能力，也就是说，在有限的时间和空间范围内，能够最大限度获取信息的能力。注意力在空间上的分配转移是指，注意在不同的空间位置间切换；而注意力在时间上的分配切换是指，注意的空间位置固定，但一个特定的瞬时时刻只关注一个目标。

我先说一个自己的例子。有一次为了准备给中学生做的关于学习力的报告，由于准备的时间非常有限，我在繁忙的科研工作的同时，已经开始下意识关注如何准备我的报告题目和内容，甚至在某几天晨跑的时候，我也在关注周边的建筑物或标语能否成为报告的素材。因此，从广泛的意义上说，我已经在给定的有限时空范围内分配我的注意力。最后，虽然是给中学生做讲座，我把中关村一小大门口的"爱心是根、育人为本"的标语用在了报告的结尾。

我们之前提到过注意力的集中性，事实上从生理机制上看，注意力一直是在快速切换的。比如，我们定睛看图片或文字的时候，眼睛的注视点总是在不间断地漂移（学名叫眼跳或微眼跳），但视线的分布总是聚焦限制在关注的对象（或周围）上，并不妨碍我们的注意和理解。注意力的投放和信息摄取，就利用了注意在空间上快速转移以及在时间上快速切换的特性。就像两把刷子，一把刷子负责采集低频率的时间或空间信息，而另一把刷子负责采集高频率的时间和空间信息，两把刷子来回刷，实现高低频信息的采集、抽取、整合。因此，如果能够充分利用注意力的这个特性，就能够有效扩大注意的范围，提高注意加工的效率。比如，现在智能音频 App 方便听众设置内容播放的速度倍数，也可选择特定的时段播放。在练习听力的时候，可以通过加快播放速度的方式，训练自己的注意力在时间上的广度；通过抽取和定位特定时间点的听力内容，训练对不同时间点的关键信息的综合提取能力。当然，我们也可以通过注意力快速切换的训练，扩大空间注意的范围，用于快速提升阅读效率，后面我还会结合阅读训练提到这个策略。

在不同任务间有效分配注意力，必须以其中一种任务的自动化或半自动化为前提，而且不同感觉通道（视觉、听觉等）的信息互不干扰。比如，我们在开车时，能够轻松地听音乐或学习听力练习中呈现的素材和信息，是因为驾驶任务（以视觉信息输入和视觉任务为主导）和收听任务（几乎是自动化的信息加工）之间没有必然的认知冲突，或认知冲突较少，可以并行进行。

训练你的注意切换能力 1：闪卡训练

在闪卡训练［科学术语为"快速系列视觉呈现"（rapid serial visual presentation，RSVP）］里，当被试关注第一个出现的目标时，其后出现的另一个目标往往被漏报，即表现出注意瞬脱效应。具体来讲，注意瞬脱效应，指的是人们在完成快速系列视觉呈现任务时，面对屏幕上快速连续呈现的大量视觉信息（如每秒 10~20 个刺激项目），如果成功识别出一个目标刺激，则往往无法觉察到此后半秒内出现的另一个目标刺激。闪卡训练的基本原理是减弱注意瞬脱效应，提高学习者在若干个备选目标之间快速切换和保持注意力的能力。在日常的训练中，你可以找一个搭档，让他用一副扑克牌或自制的卡片，快速翻页，同时你需要报告特定卡片上的内容，比如第 3 张扑克或卡片上是什么。

训练你的注意切换能力 2：双耳分听

与听觉通道对应的、经典的注意力练习范式是双耳分听。在这种范式中，被试戴着耳机听同时呈现的两种录音信息——不同的信息呈现给不同的耳朵，被试被要求仅仅把两种信息中的一种重复报告给实验者，而把另一耳中的信息都忽略掉。在做双耳分听练习时，可以用两个手机同时播放不同声音，或用声音编辑软件，针对特定的、设计好的声音材料构造两个同时播放的声音序列：一个序列播放给左耳听；另一个序列播放给右耳听。两个声音可以都是有信号意义的语音（形成信息掩蔽），或者其中一个为噪声（形成能量掩蔽）。这时，为了获取完整的目标信息，被试必须在两个声音刺激流中来回切换注意力。当注意力切换不成功，两个刺激流中的信息发生融合时，可能会出现报告错误。在日常的训练中，我们也可以直接用双耳去听两种不同内容的声音，训练的原理是一致的。比如，同时播放两个节目的内容，然后报告其中一个节目讲述的故事或我们对内容的理解；或者在比较嘈杂的餐厅或车站，即存在背景噪声的情况下，训练自己记住关键的、听力材料里的内容。当然，后一项练习一定要在保证安全的前提下进行，即确保自己的位置相对固定，周围无危险的碰撞诱因等。

训练你的注意切换能力 3: 跳舞毯游戏

在跳舞毯游戏里，我们脚步的移动方向，事实上是由视觉箭头的提示引导的。这里涉及一个心理学中重要的概念：注意的重定向。其基本原理是由美国心理学家迈克尔·波斯纳（Michael Posner）提出的，即注意的空间线索提示效应。有效的空间提示效应是指，当一个目标出现之前，在它占据的空间位置（或朝向）事先给予一个方向提示信号，这样当目标出现时，人们就能够利用先前的线索或知识，很快对后面出现的目标做出反应，在多个试次中表现为反应时的缩短和正确率的提升。因此，通过跳舞毯游戏，我们不仅能够锻炼身体，而且能够训练注意的定向能力。还有一个可在家庭中应用的有效的注意训练范式，即注意反向。在注意反向的训练里，动作的指令是由语言给出的，人的动作反应模式与语言指令的指示相反。比如当家长和哥哥给出指令说"向左转（看）"时，弟弟马上"向右转（看）"。

在对的时间，做正确的事：集中性注意力

想要在当前任务中保持专注，人们往往面临两个挑战。

第一个挑战来自生理限制。人本身的注意力集中的时间长度非常有限，一般注意力的维持时间为 20~25 分钟，所以市面上的番茄时钟软件，基本上设置一个番茄时钟的时长为 25 分钟，然后提醒你强制休息 5 分钟，再接着开始下一个番茄时钟（25 分钟）的工作。针对技能的训练，比如拉小提琴，需要连续练习 20 分钟以上，肌肉才能形成记忆并巩固记忆，不然，期间如有任何打岔，就会妨碍连续的、记忆强度的累加。

第二个挑战来自客观环境。我们在前文提到，当代生活中的信息刺激和诱惑过多，而且人们在学习和工作中也往往不得不在不同任务之间频繁切换。美国加州大学欧文分校的一个研究跟踪了部分高科技或金融公司的知识型工作者三天半的时间，发现人们通常每 3 分 5 秒就会进行一次任务的切换，而其中一半的任务中断都是工作者自己发起的，比如控制不住自己用手机查朋友圈的信息。在

集中注意的状态被打破后，往往要用比原定的休息时间（比如5分钟）更长的时间，大约15分钟，才能恢复到上一个状态点的脑活跃水平，脑神经回路才能重新接驳上。值得注意的是，如果是在不同任务间切换，每一次任务切换后重新回到原来的任务上，要达到先前的专注度平均需要花23分钟15秒。

所以，高质量的注意力不仅体现在注意力集中和持续时间上，而且还体现在注意力在不同任务之间的快速灵活切换上。这种专注于当下，把手头的事情高质量完成的注意品质，在2022年北京冬奥会冠军——谷爱凌和苏翊鸣身上得到了充分的体现。这两位少年是我们学习的榜样，虽然他们的学习任务很繁重，也接受了一些商业代言甚至影视表演的任务，但是几乎每个任务都能做到完美。据我掌握的信息和分析，其中一个主要秘诀是他们出色的注意切换能力，即"在对的时间，做正确的事，并且做到极致"。这一点对于现代社会要求我们必备的终身学习能力非常重要。在现代社会中，我们总处在必须同时处理几件事情，同时进行几门课程学习的境地。因此，在固定时间内完成一定量学习任务（注意的持续性）的同时，我们必须学会如何快速转移注意力，做到在不同任务之间切换工作时保持注意力边界清晰，注意资源充沛并且达到注意力的投放与撤回收放自如的地步。这种注意力管理的能力，和下面提到的基于颗粒度的时间管理能力密切相关，这一能力的核心是提高投入产出比，做长期主义者，实现时间复利。

与物理世界对应，时间也是有颗粒度的。中国的文化背景和西方不同，人们对于时间单元的认知和容忍度也不尽相同。有的人集中性注意的时间单位为 5 分钟，比如埃隆·马斯克的工作单元时间是 5 分钟，所以，他的时间表安排是以 5 分钟为一个任务单元。总体上，我们如果和别人（包括自己的孩子）谈事情，给别人的时间可能需要宽松一些，比如半小时为一个任务单元，但对于自己可能要严苛一些，这样或许能够保证时间的可控性。此外，时间的颗粒度越细致，执行的效果也越可见。举例来说，如果将照片中的黄色甜椒的一个小块选中，再用计算机图形学的方式，将它放大，事实上可以看到它包含了更多的、信息内容丰富的像素（见图 2–2）。与此类似，我建议将时间的颗粒度细化到你能掌控的最大限度，提升每一个时间单元的质量，避免无谓的时间浪费。假设我们需要在一段时间内完成的任务类型（处理公文等）不变，而且在这段时间内注意力质量和注意力保持能力相对恒定，那么，与图形像素的"颗粒度"概念对应，时间单元切分得越细致（细颗粒度像素，图像是清晰的），相比时间单元切分粗放的情况（粗颗粒度像素，图像是模糊的）就具有越高的注意加工效率。举例来说，高质量的 1 个小时可以是 12 个颗粒度（5 分钟为一个"小单元"，处理了 12 件文书工作），而低质量的 1 个小时可能只包含了 3 个颗粒度（20 分钟为一个"小单元"，处理了 3 件文书工作），完成性质和难度同样的事情后者需要花更多的时间。

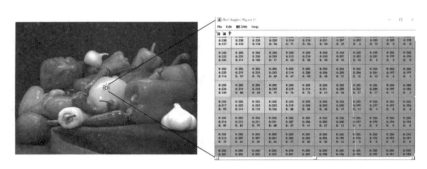

图 2–2　甜椒照片（左）和其局部区域的扩展像素图（右）

我们可以将上述观点总结在一个公式中。修改一下牛顿的重力公式，将其改造为注意力时间收益公式。修改后的公式如下：

$$G = aq \times M \times g$$

这里 G（gain）是时间的总体收益，是基于特定任务（如某项学习任务）的时间收益。aq（attentional quality）指在完成这项学习任务时注意力集中的程度，也就是注意力品质的高低。g（granularity）指颗粒度，即注意力被切分的小单元，即完成特定任务目标的最小时间单元的个数。当然，学习的总量时间需要有保证，比如我们前面提到的 60 分钟，在公式中用 M（mass time）代表。整体来看，这个公式可以解释为，在 60 分钟里面，我们切分了多少时间单元，在每个固定或相对完整的时间单元里，你的聚焦程度（专心程度）和效率如何，即完成目标（子目标）任务的效率如何，最终这些因素一起决定了时间利用的分量。注意这三者之间是乘法的关系，如果每天都能进步一点点，那么也可以将学习天数作为以上公式的幂次方，这样我们就可以看到，一年下来，将会有长足的进步，取得可观的收获，实现时间复利效应；相反，如果在时间利用上形成了不好的习惯，很可能会限制你的学业成就。

训练你的集中性注意力

训练自己集中注意力，几乎可以随时随地进行。以下列出几种练习方法，供不同的读者实践操作，可以多次练习，记录成绩或自己的感受，并尽量提高自己的绩效。

1. 数数任务。在我儿子小的时候，我会训练他在五分钟内，从家卧室的窗台看过去，数一下经过的公交车的数量。与此类似，在过马路等红灯的时候，你也可以关注 5 分钟内有多少人骑了共享单车从你面前经过，甚至对经过的骑行者的性别和年龄段进行评估和分类统计。

2. 文献资料整理。在网络上浏览或查文献的时候，准备一个笔记本做记录，在五分钟内找到 5~8 篇主要的、代表性的文献，并从文献的摘要里快速整理记录中心思想，提炼形成一个迷你的综述摘要。这样一来防止分心，二来能够真正培养自己抓取信息的"真、准、紧"的能力。

3. 图片描述任务。给自己或孩子一张图片，观察五分钟，然后尽量在给定的时间内，描述图片的背景故事，以及说出图片中人物或场景的细节，可以口头描述或做简要的故事线说明。

4. 冥想呼吸训练。在给定的五分钟时间内，关注自己的呼吸，想象身体的气流从头顶缓缓流通到脚底，循环反复直到时间结束。

5.苹果涂鸦任务。该任务可以训练及时察觉走神，尽快将注意力拉回任务的能力，主要针对青少年。练习步骤如下：（1）告诉孩子可以在纸上随意画苹果，思考如何画苹果这件事；（2）一旦孩子发觉自己的脑海中出现和画苹果无关的想法，就通过画正字的方法迅速记录下来；（3）把注意力重新集中到画苹果这件事情上。我们可通过这样的训练培养孩子察觉走神的意识。

延长专注时间，避免错过关键信息：持续性注意力

持续性注意力相当于一个手电筒的电量，随着时间是会被消耗的。我们前面提到，在一个具体的侦测任务中，真正重要的目标很可能是随机出现的，而且数目不多。一个声纳兵或雷达兵在检测特定的信号时，需要强大的、持续性的注意力，因此，最优的策略是保持自己的持续性注意力。在日常生活中，我们也发现类似墨菲定律的原理在起作用，即当我们一直关注时，目标总也

不出现，但是当我们开始懈怠后，一时的疏忽，就会让我们漏掉关键信号（目标）并未能做出及时的判断和决策。正是因为注意力的持续性所带来的挑战，很多工作需要及时地"换班"与人员调整。

平时关注专注力训练的读者朋友，一定了解番茄时钟的方法。通常来说，一个番茄时钟的时间，即注意力保持区间在 25 分钟，但是在实际学习和考试环境下，我们需要维持注意力的时间要更长。如果以写作文为例，不管是高考的作文，还是美国研究生入学考试（GRE）作文，一般需要的写作时长在 30~45 分钟之间。因此，通常以一个番茄时钟为注意力维持的单元，可能不能满足实际的需要。因此，我们也需要通过训练，逐步延长这个时间单元，比如从 25 分钟提升至 45 分钟，保证在完成学习任务时大脑持续处于"兴奋"状态，做到在此期间，不看手机，不走动，不喝水和不进食。当你的注意"番茄"单元扩大了，你的胜任力和自信心也会随之提高。

训练你的持续性注意力

　　1. 天女散花任务。准备 100 个左右的乒乓球，其中大部分为白色球，少数几个为橙色球，从 3 米左右的高处依次抛下，练习者需要尽快捉住落下的橙色球，正确的数量越多越好。

　　2. 五感作文任务。在每次出游时，从视觉、听觉、触觉、嗅觉和味觉等五感的观察角度，书面或口头描绘景色，使用细腻、丰富的形容词，注意体现自己的主观感受。将开始写的 300 字的短文，经过多次修改，扩充成 1000~1500 字的作文，对比自己在增加观察注意细节等方面的进步。

　　3. 持续高质量阅读。找一本读物，在规定的时间内读完，并且能够复述主要内容。值得注意的是，这种持续性注意力和阅读习惯的培养，与前面的作文能力是相辅相成的。如果把阅读作为学习的输入，那写作可以被看成"输出"，两者都需要持续注意这个核心的注意力品质。

灵活切换注意力模式：专注 vs. 发散

　　在一场国际象棋比赛的快棋赛中，传奇国际象棋大师加里·卡斯帕罗夫（Garry Kasparov）和另一名叫芒努斯·卡尔森（Magnus Carlsen）的 13 岁男孩对决，比赛时间紧迫，步步惊心，但卡尔森中途忽然离开棋盘，到一边晃悠去了。然而，后来卡斯帕罗夫与卡尔森打平，没能完胜这个年轻的棋场新人。卡尔森既而成为史上最年轻的顶级棋手。认知神经科学研究表明，在我们的日常活动中，大脑会频繁地在专注模式和发散模式之间不停切换，当卡尔森起身一边晃悠时，或许正是让思维暂时脱离了专注模式。同样关键的是，他在发散思维下的直觉仍在这场比赛中起了积极的作用。需要强调的是，这种快速切换模式下的灵光闪现，不仅依赖于他平时在国际象棋方面专业知识的积累，在某种程度上也体现了长期实践而来的直觉技巧。

　　上面的故事说明，我们在学习的时候，要注意专注模式和发散模式的切换。要想成功地解决问题，不仅需要最初的专注，也需要给注意力放个假，让它从眼前的问题上溜开一会儿（当然，这并不意味着我们就放弃思考当前的问题），这样才会事半功倍，轻松学习。

　　其实，对于某一项具体的信息处理任务，我们的注意力也是反复在"选择性"和"集中性"之间切换。比如完成阅读任务，就需要多种注意力的组合。我们在阅读一篇文章或一段文字时，先选择性注意要看哪些篇章段落和句子，然后再集中注意力处理特定的小单元（比如词组和单词），二者循环交替。有阅读障碍的个体，往往不能在二者之间进行顺畅的切换，要么表现为过度的"集中注意"，视线不能脱开当前的文字信息；要么频繁地"闪回"，即不停地回头看。这些表面上不良的阅读习惯，其实和背后的注意力的某种缺陷密切相关。

　　认知神经科学的手段已经非常"微观"地揭示了注意的时空整合特性。我们可以将注意的工作过程想象为一把来回移动的"刷子"，在需要关注的客体对象表面来回快速刷过，以形成"完整客体"的感知。刷子停在客体局部位置的时候，这个暂时的"选择"会锁定注意力投向该特定的位置，此时处于"集中"状态；随后，注意力刷子又很快地扫向另一个（些）区域，开启"选择"和"集中"的切换过程。需要强调的是，以上描述针对的是注意的自然生理和心理过程。为了对复杂的客体和任务聚焦注意，我们往往要在完成"选择"之后，刻意地延长注意的"集中"时间，以清晰的感知目标完成任务。举例来说，当面临类似完形填空的作业任务时，我们的策略是找到被人为遗漏的目标单词，这需要在上下文背景中、特别是目标词句的周围投入更多的集中性注意力，同时对其他语篇和句子投入有针对性的、选择性注意力。

注意力综合训练：舒尔特方格

注意力训练的另一个常见范式是舒尔特方格（见图2-3）。在舒尔特方格训练里，受训者需要既快又准地依次从小到大（即从1到25）找到方格中的自然数。在严格的认知心理学实验中，我们会记录被试的眼动情况，记录正确率和反应时。在日常训练中，你可以用一支铅笔，按照数字从小到大连线描绘，记录完成所需的时间。相对而言，舒尔特方格的训练任务里包含了综合的注意力：选择性注意（依次选中哪个数字）、集中性注意（关注当前的

数字）以及分配性注意（注意力分配在多个数字上）。图 2-3 所示
的只是一个方格的例子，在实际训练任务中，可以多设计几个这
样难度不一的方格，计算总的时间，衡量成绩表现。

7	25	11	6	2
9	23	13	1	15
14	21	16	4	3
24	20	10	8	12
19	17	22	18	5

图 2-3　舒尔特方格

 陈老师经验谈

如何通过注意力技巧提升阅读效率

阅读是非常典型的需要综合运用注意力的场景。

其实婴儿很早就开始学习阅读了，比如靠包括触摸在内的各种感
官体验来学会将物体及其所代表的意思联系起来。所以，对他们而言，

读书是玩耍的过程。父母不必拘泥于从头到尾把书给孩子读完，只要从他们感兴趣的地方开始就可以。同时，由于触摸和身体接触在早期语言和注意的发展中不可或缺，因此，鼓励给孩子们在其早期的人生阶段提供触觉书或手感极好的立体翻翻书、纸板书，孩子们今后会将触摸书本、探索书本的经历，迁移至用手指指向其他纸质或电子文本上。值得注意的是，相对于文字，孩子们对图片会倾注更多的关注（大人也如此）。有一次，我给小宝翻看装帧精美的《发展心理学》，我仔细观察了一下，他在书中的图片上停留的时间远远大于其他文字的时间，等把这些图片都翻过了，他就觉得自己看完了。发展孩子的读图（包括绘本中的图）能力，也是训练孩子早期阅读能力的有效手段；孩子在读图时，可以发展抽取视觉线索的关键素养，比如对于线条、构型、颜色和其他符号细节，甚至观察视角等的注意。这些能力的培养，可以很好地迁移到日后以文字材料为主的阅读能力上。

此外，我本人也是重度阅读爱好者，如有足够的时间，一天能够阅读至少10本以上的中文书籍。能够快速地看完这么多书，其实也得益于我对注意力机制的了解。阅读材料的呈现体现了视觉拥挤效应和注意广度的挑战。横排或竖排的文字材料，对于当前视线所及之处及其周围的文字都会形成视觉拥挤。因此，阅读者需要将目标信息从周围的干扰刺激材料中有效分离，并随后与之整合。阅读时碰到的一个首要的难点，就是如何在相对拥挤的文字空间内，排除干扰找到目标信息，并将散落在各处的目标信息整合起来（也牵涉记忆处理），形成有意义感的结论。

根据以上注意力的规律，我在阅读前会先规划一天内需要读几本书，图书的题材内容不一定一致。总体上来说，专业书籍需要的阅读时间多一些，通俗读物则耗时较少，这种根据题材预先分配时间和注意加工深度的做法，也有助于提升阅读的广度和速度。在保持持续性注意力的前提下，我一般先以检视阅读的略读方式为主，快速扫描书中的内容，选择哪些部分是需要深入阅读的，然后多花时间在感兴趣的以及需要仔细推敲的段落上。根据阅读内容的相关性，我很可能停下手头本来计划读的第二本书，转向与第一本书在逻辑和内容上有关联的另一本书，形成主题阅读，从而进一步加深了对第一本书中内容的理解和记忆。

快速阅读能力也与阅读者所采用的阅读方法有关。这里介绍两种非常实用的方法：双指移动法和"斗鸡眼"压痕法。

一般来说，我们的视线容易漂移，因此，需要配合其他手段来固定或引导视线的靶向转移。双指移动法指我们可直接用两个手指一前一后圈定当前的阅读范围，这两个手指圈的范围（比如一个句子的长短）决定了当前的注意广度。

此外，也可以采用"斗鸡眼"压痕法。我们知道，"斗鸡眼"就是为了聚焦注意力范围，利用"Z"字形的压痕，让我们的阅读不总是从最左边到最右边，或严格地从上到下，而是从"中间"开始；这样，通过"Z"字形的压痕，能在单位时间里阅读更多的材料，避免不必要的回看和视线的固着。

小结 ||||||||||||||||||||||||||||||||||||||||||||||||||||||||||||||

1. 注意力具有四个维度：选择性注意、分配性注意、集中性注意以及持续性注意。每一种能力都可以通过相应的训练获得针对性的提高，但高效的学习需要综合运用这四种能力。

2. 注意策略存在发散模式和专注模式，在两者间灵活切换，才会事半功倍，轻松学习。

3. 阅读技能是选择性注意和集中性注意以及两者切换的综合能力。通过训练阅读能力，可以提高注意力，并且能够迁移注意力的训练效果到其他任务上，比如写作任务。

第 3 章

认知力之记忆力：
构建个人知识图谱

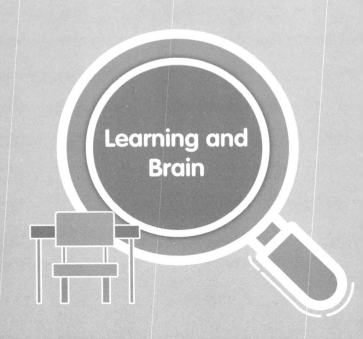

Learning and Brain

古希腊诗人、剧作家和战士埃斯库罗斯说"记忆力是所有智慧之母"。人类的发展离不开记忆，特别是在文字和印刷术普及之前，口头记忆的流传尤为重要。《荀子·解蔽》里形容知识丰富、记忆力强的人为"博闻强识（志）"。我们说一个小孩聪明，通常主要是指他的记忆力好。在修订后的布鲁姆教育目标分类中，记忆虽然属于低阶（初阶）能力（在第 1 章我们介绍过认知能力的培养包括记忆、理解、应用、分析、评价和创造），但记忆力是其他发展能力的基石。

随着信息技术的发展和数字生活常态化，我们有了更多的记忆辅助手段，包括电脑的普及和多种形式的存储介质，以及网络资源的使用。因此，现代意义上的记忆力，可能更强调对信息的索引和查询能力。但是，外部记忆辅助手段和技术是一把双刃剑。一方面，它提高了人们记忆的灵活性，提供了海量的信息存储；另一方面，由于对它的依赖，我们自身的、主观的记忆力也在退化。

更重要的是，我们必须依靠自身的记忆系统对所学的知识进行重新编码、建构和存储。正像我们在第 1 章中提到的，如果我们不能将接收到的各类信息在大脑中进行有效重组，形成有个人意义的知识网络，构建个人的知识图谱，那么我们最终会沦为信息的搬运工，即使阅读再多的书，浏览再多的资料，也只是一种低效的学习。

因此，虽然关于记忆各方面的研究和训练方法非常丰富，但在本章，我将重点讲解形成记忆网络与提升学习能力之间的关系。

记忆力的原理：大脑中宏伟的信息大厦

我们学习、思考并形成最终的记忆的过程，是将各个知识点联系起来并在大脑中形成知识图谱，该图谱本质上是构筑学习者本人特有的经验和专业能力的基础。

如果把大脑中的知识图谱看成一座宏伟的、内部结构错综复杂的大厦，那么这座大厦可以拆解为不同层次和维度上的网络，包含水、电、气以及网络节点和线路的连接。在微观层面上，就像众多细小的电线转接头一样，海量的神经元突触（"接头"）之间也存在连接，两两"接头"之间时刻进行着多种神经递质的信息传递，这是记忆的神经信息学基础。在介观层面上，电器工程师设计专用线路，以模块化集成控制不同房间或功能区的灯光。人类的感觉系统（视觉、听觉、触觉等）作为接收信息输入和记忆加工的主要场所，也具有类似的工作原理。感觉系统通过拓扑结构和特有的传导通路，感受和认识各个感觉通道输入的信息，并建立多个感觉属性的联结（比如通过视觉看到的物体大小和通过触觉感受到的形状共同建立起我们对某个物体的感受），这是记忆的神经解剖学基础。在宏观层面上，我们在进入大厦参观前会对其形成一个粗浅印象，在参观结束离开大厦后又会有一个新的综合印象。大脑的运作也类似，我们根据知觉经验和组织规律，赋予特定对象和事件特定的语义，包括情绪意义等，形成宏观的知识图谱；同时，大脑的网络状态，调控着人们对于时间、空间和事件属性的整体感知。

以上是记忆的神经（网络）动力学基础。因此，当我们了解了记忆在每一种层次上的运作规律，也就能更好地掌握相应的记忆提高技巧和练习方法，构建自己独特的知识图谱。

学习的本质：神经元连接

从大脑神经元这一层次来说，神经元突触的可塑性是存储记忆的神经基础。

在 20 世纪 50 年代末，认知神经科学家唐纳德·赫布（Donald Hebb）就提出了关于学习和记忆的理论。他认为，当神经细胞 A 的一个轴突和神经细胞 B 很接近，足以对它产生影响，并且持续不断地参与神经细胞 B 的兴奋过程时，那么这两个细胞或其中之一就会发生某种生长过程或新陈代谢变化，以至于细胞 A 作为能使细胞 B 兴奋的细胞之一，对细胞 B 的影响加强了，这就意味着记忆的形成（见图 3-1）。

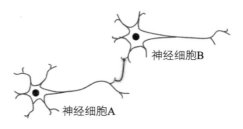

图 3-1　赫布关于学习记忆的观点示意图

2000 年诺贝尔生理学或医学奖获得者、神经科学家埃里克·坎德尔（Eric Kandel）首次利用海兔独立研究神经元的记忆与学习。他发现，记忆活动发生时，会影响神经元在突触之间的连接方式，从而使其所经历的事件最终在大脑中留下物理印象。随着时间的推移，记忆被存储为相互连接的神经元的"地图"，这些神经元在神经系统中生成新的神经元回路。人们所经历的事件，最初在位于大脑半球深处的海马体中接受处理，突触连接的新模式就在这里组合；经过一段更长的时间，这些短期记忆最终被印刻在大脑皮层中成为长期记忆。

对于我们的日常学习来说，记忆分为不同的序列加工阶段，从编码、复述、巩固到提取。其中，编码的效率非常重要。对于特定概念的学习和掌握，人类的感觉系统存在共性，比如对于空间、数量和时间等基本物理特性的感知，视觉、听觉、触觉等感觉通道的编码形式和神经信号的发放模式是基本相同的；甚至人的高级认知加工活动也是如此，比如想象某种事物时的脑成像信号和进行真实观察时所引起的脑活动信号基本一致。这说明我们在训练记忆时，可以"虚实结合，双管齐下"，比如可以在大脑中对空间位置建立

"表象"，想象需要记忆的信息被放在特定位置（包括虚拟的文档位置）并进行脑中的排序，这样在拿起打印的纸版材料时，就能快速建立不同信息之间的对应关系，并实现成功回忆。

比利时列日大学的一组研究者在 2011 年发表了一项研究，他们检测了玩一款电子游戏的人的大脑活动，发现一个人在白天学习的强度越大，海马体越可能在晚上处于"高亮状态"，在睡梦中得到的相应反馈就越多。这说明学习过程将会在大脑活动中反映出来，表现为形成联结的神经信号。有效的认知训练应能刺激神经元突触之间形成新的连接，使得两个神经元在传递信息时的"电信号"长期增强，产生长时程增强作用（long-term potentiation，LTP），由此巩固这种连接。现代认知神经科学的技术发现，通过长时程增强技术刺激大脑海马体可以大幅提高人的（长时）记忆水平，也称为"海马 LTP 记忆"。最新的脑科学研究也发现大脑中低频段的 θ 波（频率 4~12Hz，振幅 100~150 微伏）是长时记忆的重要神经基础。

记忆提升技巧 1：好好睡觉

睡眠的积极功能在于即时通过脑脊液的循环清除垃圾，将代谢物从脑细胞的间隙中带走，也只有在睡眠时期，大脑的清洁剂脑脊液会对人实施有效的"洗脑"行为，清除代谢物，恢复和提升记忆的生理机能。此外，人在深度睡眠时，大脑并不是完全停止工作了，而是还在进行某种内隐程度的加工和学习，所以千万不要忽视这种睡眠中的学习。科学研究发现，在进入慢波睡眠时，虽然我们不能在睡眠过程中有意识地感受到外界刺激（视觉、听觉和嗅觉的输入），但在严谨的实验心理学条件下，睡眠过程也能够显著提升陈述性记忆（即关于事实描述内容的记忆）。鉴于大多数的学科考试会考查知识点，因此，良好的睡眠是记忆良好或学科考试取得好成绩的保障。此外，快速眼动睡眠可能会有利于某些类型的记忆的保存，例如程序记忆（如何开车等）、空间记忆以及情绪记忆。记忆和遗忘的时间特性研究发现，人们对于最近的事件有良好的回忆，即存在近因效应。因此，强烈建议在入睡前，对需要复习的材料再回顾一遍，关闭手机并停下一切非必要的娱乐活动，正常入睡。这样，第二天醒来后，在睡眠巩固效应和近因效应的双重作用下，记忆的效果能够得以提升和维持。

从巧克力到诗歌：巧用联觉记忆

2018 年，我在加拿大参加国际多感觉研究论坛的会议时，会议的主办方曾在会议的签到处摆放了四种巧克力，请参会者品尝，并让参会者将不同巧克力和随机播放的四首音乐进行匹配，即味道和音乐的联觉匹配。比如，对于欢快的曲调和清新薄荷味的巧克力，我们大多数人会觉得是良好的联觉匹配，这种匹配的感觉甚至是自动化的，无须特别的思索。这说明了对于不同感觉之间的联系存在天然的对应关系。这种匹配一方面可能使得我们对特定的巧克力有别样的味道感觉，另一方面也加深了对巧克力本身的记忆。

将巧克力的味道（味觉）和音乐给人的感受（听觉）形成匹配的联系为何会加深记忆呢？这涉及人类的五个主要感觉通道，即视觉、听觉、触觉、味觉和嗅觉（事实上人类的感觉多达一百多种，如果再细分的话还可以有更多）等感觉属性之间的对应性，即跨通道对应性（crossmodal correspondence）。心理学研究发现，如果感觉属性之间的特征是一致的、对应的，它们之间的联系就会更紧密，我们就可以利用这种紧密的联系加深记忆。

这种对应性可以是自然的、天生的。举例来说，我们在学习单词"pointy"时，发出音素"i"和"y"时，都不需要张大嘴巴，这个单词自然会让人联想到某种带棱角的、细腻的形状，同时"pointy"这个单词的意思就是"尖尖的、尖锐的"，由此，单词的含义就可以和头脑中的形象很好地联系起来；同样，"rounded"这个词的含义是圆形的、圆润的，而读音时需要张大嘴巴，我们就可以想象一个圆圆的、张得大大的嘴型的样子来辅助记忆。

我们生活在一个充满多感觉刺激输入的环境中，各种媒介形式的资讯铺天盖地，有些信息相互之间是一致的，有些是冲突的。冲突的信息会带来记忆上的不确定性，增加记忆的负担。一致性的信息则可以加强和巩固记忆的效果。因此，我们要学会建立不同信息间的联系，特别是利用与人的心理模型中自然存在的一致性联系来辅助我们的记忆。下面就是一个典型的实例。

在工程心理学领域，我们知道早期的飞行器（战斗机）的控制方式是采用两个操纵杆，从机械学和控制工程角度看，这种设置非常合理，即一个操纵杆负责上升的动作，另一个操纵杆负责下降的动作；然而，频繁的飞行事故表明这种设计并不符合人的心理模型和记忆特性，特别是在紧急飞行状态下，飞行员很可能来不及选择用哪个操纵杆做出相应的、与命运休戚相关的动作。后来，心理学家介入并解决了这个问题，重新设计了控制方式，只用一个操纵杆，往后拉代表"上升"，往前压代表执行"下降"的操作指令。可以想象，这种控制方式如今也在车辆的驾驶控制中得到了发展和体现。

当然，感觉属性之间的联系也可以是人为的，通过特定的语义联结形成的，我们可以根据自己的个人偏好和经历来选择特定的联想属性。比如，"mint"这个单词有两个基本的含义——薄荷和造币厂，这是我在准备 GRE 考试时背的一个单词。当时识记这个单词的情景和方法仍记忆犹新。我把薄荷的样子想象成一个圆形的硬币，薄荷清香的气味和硬币的形状就联系在一起了，这个（假想）的印象至今还记得，以至于感觉"mint"这个单词的意思应该就是这样的！

另一个例子来自我的一位同学，他通过用阿拉伯数字编码标记了 100 多篇文献（比如 "1" 代表 1998 年的一篇重要综述论文，"2" 代表某位大牛作者引用率最高的一篇实验论文，等等），从而熟练掌握了本研究领域的重要文献，在写毕业论文时信手拈来。事实上，这些数字原本和具体的论文标题没有任何必然的联系，但在这位同学的眼中，看到或想到特定的论文标题，这些数字就会从脑海里跳出来；或者反之，提到特定的数字，对应的论文标题和论文大意也就提取出来了。这类超感觉意义的编码，需要刻意地练习才能达到良好的效果。

在本节的最后，我们一起来欣赏几首诗歌。不同感觉通道的联想和跨感觉通道属性的对应，也常常出现在唐诗宋词的名篇中。比如，唐代杜牧的《江南春》中就运用了视觉和听觉的联觉对应。

《江南春》

杜牧

千里莺啼绿映红，

水村山郭酒旗风。

南朝四百八十寺，

多少楼台烟雨中。

元末明初被称为"吴中四杰"的张羽，也是一位擅长联觉的诗人，他的诗歌《听香堂》对视、听、嗅不同感觉融合感知的描述，是世界联觉艺术史上较早的例证。

《听香堂》

张羽

粲粲岁寒花，幽香静中起。

人皆待三嗅，子独受以耳。

辑彼琼瑶白，长谣自为喜。

声中岂无香，闻觉无异理。

更愿息声尘，色香同一委。

无闻亦无听，冥然混沌始。

在帕特里夏·林恩·达菲（Patricia Lynne Duffy）关于联觉者的著作《蓝色的猫和黄绿色的小猫》（*Blue Cats and Chartreuse Kittens*）一书中这首诗被英译为：

Brilliant, bright-the flowers of the season!

Their subtle fragrance arise in the quiet.

Others are hoping to smell them a few times, but I

prefer to use my ears!

The fragrance sends forth jewel-like songs; singing them

loud I feel such joy!

And who says there is no fragrance in sound?

Smelling and hearing are really the same thing.

这里给读者留个小作业，你能从张羽的诗中找到多少种不同的联觉描写呢？

记忆提升技巧 2：好记性不如烂笔头

由于各种智能辅助笔记工具的出现，我们通常用即时拍照的方式记录生活的瞬间、讲座的内容，等等。事实上这种"眉毛胡子一把抓"的学习方式效率很低，一来我们很少会对记录的材料进行深度的加工和编码，二来由于工作和学习的繁忙，即使拍了照片，最后也很少会对记录的材料进行回溯和整理。

对此，建议大家"少记忆，多思考"。尽可能准备一本小号的笔记本和便携的钢笔（签字笔），用关键词和短语，特别是用自己熟悉的"词汇"随时做笔记，然后刻意建立这些笔记内容和当时场景的关联（比如地点，当时环境的气氛以及是在讲解哪个知识点的情况下记录的关键词，等等）。这种关联能力，事实上是重复利用记忆的情境效应，即我们的记忆是有背景的，之后通过提取背景信息，就能够启动在这个背景下的、特定的记忆内容。

同时，还要对自己的笔记内容及时进行复盘和内容扩充。比如在听报告的途中，快速记录下某一篇应用文献的作者和年份，在报告结束后还要及时查询和阅读相应的文献全文，这样就能够在相对较短的时间内建立记忆的"闭环"，等到相关内容在脑海里巩固下来之后，就不容易忘记了。

合并同类项：不易拆散的记忆组块

前面提到大厦线路的例子。我们从日常生活的经验中知道，各种电线的排布如果是杂乱无章的，不仅会带来电气安全问题，而且不利于我们的日常记忆和操作，以至于我们可能在进入一个房间后，面对一排控制开关，不知道按哪个可以点亮这个房间的照明。

　　同样，我们的记忆系统也倾向于记住被有规律地组织起来的内容。比如，按照特定的自然顺序排列的物品或文字比较容易被记住。举个例子，一对学生可以相互搭配，做一个记忆的实验：一位学生在一张 A4 纸的中心和角落（即规则的位置）写阿拉伯数字（0~9）；另一位学生则在 A4 纸的若干随机位置写阿拉伯数字；两位学生按上述的方法写出各种数字后，各自给对方看六秒钟后放下纸张，然后请对方尽量又快又准地回忆出纸上的数字（必须位置和数字都对才算是正确答案）。这类实验的统计结果表明，在记忆 A4 纸上书写位置规则的数字时，被试回忆的成绩明显好于数字随机分布的情况。这说明了人倾向于记住以某种规则的方式组织起来的对象元素或集合。

　　在日常生活中，我们也经常利用各种归档工具，比如用文件袋和文件夹来存放特定的物品。在计算机科学中，针对特定数据类型的存储，也有"容器"的概念，包括同质容器和异质容器。在"同质容器"中，存放的是同一类型的数据，包括整数或双精度的数据类型；在"异质容器"中，存放的是规格和类型不一的数据，比如元胞数组或结构体数据（学生的名字、学号、性别和成绩等，就属于数据规格和类型不统一的数据）。类似地，我们也可以利用认知心理学的知觉组织规律（视觉或听觉上的对称性原则，空间或时间上的邻近性原则等），更好地组织记忆对象，把需要记忆的信息重新整理成不同的、知觉含义鲜明的组块（比如"大"的归为一组，"小"的归为另一组），从而促进有效的记忆编码和后续的回忆效果。所以，遇到看似比较杂乱的信息或知识点，如果我们能够进行二次加工，根据特定的知觉组织规则进行聚类记忆，一方面可以提升记忆的效果，另一方面能够显著提升工作记忆的容量。

以去超市买菜为例，如果我们只有一个篮子（通常就是这样），那么所有的菜品都得装入这个篮子，最后拿回家时，若家人问你都买了什么，如果不一一取出，很可能就漏报了一些食材。这种装有各式各样菜品的篮子就是一种"异质容器"，而把异质容器里的东西都报告出来的方法，在心理学研究中被称为全部报告法。全部报告法因牵涉在较多的项目，而且项目的属性和特征多样，因此，会给人们的记忆带来一定的挑战。然而，如果我们把"异质容器"切分改造成多个不同的"同质容器"，让每个容器只装特定的属性相同的物品，比如将菜篮子改为三层——一层放肉类、一层放蔬菜、另一层放水果，那么，对于每一层的物品，我们报告出来的项目就基本不会有遗漏。这种记忆提取的方法，我们称之为"部分报告法"。

在平时工作中处理各种文件时，我们会设置不同的文件夹或根目录，其本质是应用了部分报告法的原理，即我们把类似的、与同一任务目标相关的多个文档，放入特定的文件夹。这样归档的方法让我们的工作效率变得更高，在存储或调用文件时可以采用关键词索引快速定位。因此，我们在记忆学习材料时，也可以主动将材料进行分类组合，形成索引，方便自己用"部分报告法"进行记忆。

前面提到的我的那位利用数字编码文献的同学，实际上就是巧妙地应用了部分报告法——将特定的数字与文献对应起来，即使它们之间本没有必然的语义联系。

记忆提升技巧 3：部分报告法训练

在记忆单词时，可以对诸多的意境词进行分段处理，每一段（行）设置关键词或者提示的语音（可以是无意义的纯音），进行部分报告法的训练。下面是一个简单例子，划线的单词是提示的线索词。

北京、森林、<u>神仙</u>、美丽、神话、豆芽

秋千、医生、埃及、<u>轮船</u>、唐诗、韩国

嫦娥、飞快、静止、手机、<u>长城</u>、豆腐

以第一行的单词为例，需要围绕"神仙"这个线索词把其他单词串起来。比如，通过想象，我们可以编出一个以"神仙"为核心的人物故事：一位神仙住在北京的森林中，她非常美丽并且爱说神话，平时喜欢吃豆芽。

对于后面两行的单词，请读者朋友们自行设计联想方式或分类方式，用于训练以部分报告法提高记忆。

形成属于你自己的知识图谱

知识的大网

在信息时代，新概念和新知识层出不穷；信息的传播和交流变

得越来越方便；如果没有合适的知识组织方式，信息超载将是不可避免的。在今天，信息超载的文化环境，知识的指数级增长也给学校教育者和学习者施加了越来越多的压力。所以，信息必须被结构化和组织化，符合记忆的认知规律，才能最终编织到我们的知识库中。1989 年，知名的组织学家罗素·艾可夫（Russell Ackoff）勾勒出了知识的金字塔，即 DIKW（data-information-knowledge-wisdom）模型。这个金字塔的最下层是数据，往上逐渐变窄，依次是信息、知识和智慧（见图 3–2）。

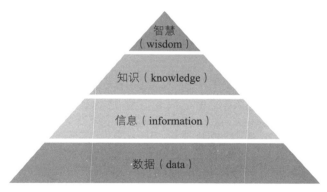

图 3–2　DIKW 模型

戴维·温伯格（David Weinberger）的《知识的边界》（*Too Big to Know*）一书曾论述道："知识的网络化正在为知识的本质以及长

形式思考在其中发挥的作用带来一些根本性的变化。如果书籍告诉我们，知识是从 A 到 Z 的漫长旅程，那么网络化的知识可能会告诉我们，世界并非一个逻辑严密的论证，更像是一个无定形的、相互交织的、不可掌控的大网。"这里提到的大网的概念，就是知识图谱构建的一种形象的方式。

知识图谱主要是以特定的概念为节点，进行扩散和聚类。比如，"家具"是一个上位概念，如果以它为节点，可以连接许多的下位概念，包括桌子、椅子和书柜等。在早期的记忆模型中，联想记忆和语义概念激活模型的应用比较普遍，其实就是用了以词语表征的不同概念之间的联系。这种抽象表征的联系有时会带来记忆的错误，比如我们在商场里早先见过一台平板电脑，但不久之后可能就把它回忆成电子阅读器了，因为它们的类别属性是相近的。当然，概念节点的联系与激活扩散，也说明了我们记忆的主要工作模式和特性。普鲁斯特的名著《追忆似水年华》的灵感是由玛德琳蛋糕的味道引发的，这是 20 世纪文学史上具有传奇色彩的典故，尽管无法确定这种对味道的记忆是真实存在的，还是大脑自己虚构（幻想）的。

一个联系丰富的、构建完备的语义网络，不仅能在大脑结构的变化上体现出来（上颞叶区的大脑连接的增强），也能直接提升日常的阅读效率。1946 年，美国教育学家弗朗西斯·罗宾逊（Francis Robinson）提出了一种基于记忆的学习方法，称为"SQ3R"，即调查（survey）、提问（question）、阅读（read）、复述（recite）、回顾（review）五个步骤。这是一种纲举目张的、良好的学习习惯。这个方法起始于一种有目的的自我提问，然后进行有针对性的泛读和精读，逐渐缩小包围圈，适当减轻加工信息的负担，再找到关键的、需要记忆的段落或句子，将其巩固（用自己的语言复述，且应涵盖之前提问步骤中的问题），最后复盘回顾相关的脉络和其他细节。这种方法体现了"把书读厚，再读薄"的过程。

记忆提升技巧 4：制作导读手册

细心的读者可能发现，一些容量较大或内容较深的读物，不太容易让人去把握和记忆事实性的内容。为了解决这个问题，出版社现在都喜欢在书中附赠一个导读手册或者思维导图，其中归纳了书中的主要内容和核心概念，一来设计精美的导读小册子能够带来美感、利于促销；二来对于较复杂的内容，确实能帮助读者快速掌握图书的核心内容和主要思想，容易记忆并与朋友分享心得。

当然，我们自己在阅读、学习的过程中，也可以通过编写导读手册或者制作思维导图来辅助和提升记忆。举两个例子，第一个例子是关于考试的。对于升学考试，特别是高考和考研等重要的考试，我习惯在考试前，将一门学科（比如政治）的所有知识点，绘制到一张 A4 纸或甚至一张更小的纸上，手写或打印均可，但绘制出来的"记忆之网"，能够将几乎所有的知识点或考点串起来，并能形象地揭示不同知识点之间的逻辑联系。有了这个导图，就能做到"胸有成竹，心里不慌"。第二个例子是，我们在读外国小说时，比较容易遇到很复杂的人物关系（特别是晦涩难记的人名）和事件关系，如果不能有效掌握（记住）它们的来龙去脉，我们很有可能中途就放弃阅读了。此时，出版社提供的思维导图或读者自己利用 FreeMind 等软件绘制的揭示人物、事件关系的导图（含时间和空间坐标），能极大地有助于提升记忆，并能增加阅读的信心和成就感。

如果你是孩子的父母，希望培养孩子建立知识网络的能力，那么你可以教孩子自己制作剪报的目录。订一份《中国剪报》，鼓励孩子根据体裁对不同的文章进行归类整理，然后给剪报册子编写目录。这些目录就是关于内容的提示线索，当然，也可以做得相对复杂一些，类似于评注的方式，请孩子对于自己收集的文章给出长短不一的评论。当然，后者的要求较高，一般适合小升初或高年级的小学生进行。做此类练习的孩子，俨然一个报社的编辑，或者著名期刊的编辑，会渐渐收获成功的喜悦，也积累了不少的知识素材，能用于相关的作文任务。

先行组织

我们不仅可以在学习后对知识进行重新组织，形成自己的知识网络以巩固记忆，也可以在开始学习前，利用已有的知识网络作为启动记忆的基础。

学生在学习新的知识和技能时，可以先以铺垫的知识和线索作为背景内容，然后循序渐进地导入新的知识点和新技能。比如，我在给本科生教授基于图形绘制的心理学研究编程方法时，会请学生先回顾图形学的一些基本知识，包括视角、像素、颜色的定义和程序编写规范，这样在利用这些元素进行新的课程内容学习时，新旧知识就能串联起来，在给定的学习目标下使不同章节的内容之间建立有机衔接。有经验的家长会在特定的记忆训练任务中提示孩子，先行导入知识的框架或有价值的提示线索。比如在孩子背诵诗歌时，如果孩子忘记了诗句，家长可以提示第一句或关键的人物、地点（场景）等信息，这些先行的信息能够作为有效的线索，提示后续内容的回忆。曾经有一段时间，在骑电动车送儿子上学的路上，我通常会唱一首歌曲的前一句，让他接后一句，如此反复，一首歌就背下来了。

事实上，作为一种良好的学习习惯，预习就是一种先行组织的方式，即在进入新的课程学习时，应做到对于课程的预备知识以及可能的难点有把握、有预期，并且在学习的过程中能够针对性地提问和解决问题。先行组织的概念也利用了最近发展区理论。苏联心理学家维果茨基（Vygotsky）的最近发展区理论认为，学生的发展有两种水平：一种是学生的现有水平，指独立活动时所能达到的解决问题的水平；另一种是学生可能的发展水平，也就是通过教学所获得的潜力。两者之间的差异就是最近发展区。当然，在执行先行组织的学习方法（主要是针对记忆）时，需要把握"质"和"量"的平衡。如果导入的材料或信息太多，就会喧宾夺主，给学生造成记忆上的负担，使其学习兴趣下降。如果给予的有效信息太少，那么学生就有可能就无法形成一个总体的知识框架脉络，没法"启动"他们的记忆网络系统。比如，家长在提示孩子做诗歌的背诵时，如果只说这首诗是李白创作的作品，这个范围就太宽泛；然而，如果再限定一下内容，例如李白关于"瀑布"的诗，那么范围的限定就很明确，提示线索就很精准，起到了真正记忆"启动"的效果。

可视化你的记忆网络

一幅好的图画，胜过千言万语。几乎所有的抽象概念都可以用图形化的方式进行建构，我们可以充分运用想象力进行知识的串联并加强记忆。流行记忆术中的记忆宫殿法和记忆旅程地图法，就是运用了图形化和可视化技术。比如，我们可以选择自己的家居环境，或一栋教学楼，规划一段记忆旅程的起点、终点和其中的具体路线，在特定的标记点上放置需要记忆的项目内容，将记忆项和建筑物特定的位置进行绑定。在回忆时，按图索骥，特定位置上的内容就很容易浮现出来。

在实际操作时，可视化的手段包括利用纸笔或电脑软件，将要记忆的概念对象用线条、颜色、纹理质地甚至动态信息进行图形表示，内容符号可以是约定俗成的，比如用红色的感叹号表示与"警告"相关的隐喻概念，也可以是自己创作和标定的，比如用数字1或2代表特定的方位信息。因此，我们可以构建自己的图形库来对应不同的人物、地点和物品等。当然，为了提高检索和提取能力，有时需要给记忆内容设计多个对应的标签。举例来说，如果我们拿着一串钥匙去开门，在钥匙样式都差不多的情况下，若只有一把正确的钥匙，那么从一串钥匙中找到它就比较难，但如果有多个备份钥匙就相对容易了，相当于在记忆内容（钥匙孔）和线索标签（钥匙）之间建立了多个想象的对应，提取的成功概率提升了。

利用在大脑中创建图像，形成画面感来增强记忆，有以下三个指导性原则。

- 第一，画面中尽量有动作或想象的动作。画面中的动作越多，在场景中设计细节的可能性就越多。

- 第二，确保有一个或若干个画面具有新异性和特殊性，当你回忆起该画面时，相关的细节信息也就更可能被提取出来。

- 第三，画面场景有连贯性和意义感。比如，我们在注意的章节中提到了"手电筒"模型，如果你作为学生需要记住这些概念（比如选择性注意和集中性注意），那么在考试时通过回想手电筒灯光聚焦调节和移动的画面，就能够将画面场景和名词概念的含义很好地对应起来。

记忆提升技巧 5：还原"游览"路线

由于我们在不同的软件和平台中都能方便地利用导航系统，因此，这些便利的工具使得我们日益依靠强大的外部记忆工具。换句话说，如果离开了导航软件的辅助，我们开车出行（特别是出远门或去自己不熟悉的地方）可能会变得很困难。

平时在游览公园或者阅读情节丰富的小说时，你可以有意识地训练自己的序列记忆：留意自己在公园里游览的整个路线，打卡景点的时空顺序，回家后马上进行正序和逆序的回忆；在读小说时留意小说中的主人公所经过的地点和正确的顺序，读完后跟家人或者朋友复述故事。这个练习也非常适合家长和孩子一起做。

及时清理内存，减轻记忆负担

电脑硬盘使用的时间长了，文件的存储会变得错乱，导致运行效率下降。磁盘碎片整理就是把这些松散的碎片收集起来，拼合成连续高效的存储区域。记忆空间的管理和使用亦然，需要把零散的记忆材料和大脑记忆空间进行整理或压缩，释放出可使用的空间，同时，给特定的空间区域贴上标签，存取明了，以高效管理"记忆"的进程。

我们前面多次提到，人的记忆容量，特别是工作记忆（在给定有限的时间长度内，如10秒以内，记住诸如手机号码和一个具体地址位置的能力）的容量是有限的。工作记忆存储信息的方式类似电脑的"内存"插槽的方式。若干年前，当我还是一名场地工程师的时候，对于一些大型设备（比如大生化检测仪）的故障排除，我们已经不再细究是哪个电阻或二极管出现问题，而是以设备故障所在的电路板为整体的维修单元，我们只需要知道在哪个"槽"（电路板）上出了问题即可，替换掉有故障的"槽"内的电路板，重新安装上新的电路板就可以排除故障。这与记忆的处理模式有类似之处：首先，要及时做大脑内存清理的工作，不要在一个"记忆插槽"内放入太多的、暂时用不到的信息，不占用工作记忆的内存。其次，平衡容量和重要性这两个因素。需要记忆的项目不一定很多，但一定要把重要的内容理出来，存入我们的记忆插槽内。最后，遵循动态更新的原则，即在固定的时间，更新我们工作记忆库的内容：原先的内容因为已经得到多次的重复（复习）转入长时记忆系统，成为我们知识和技能库的一部分，我们可以用富余的"内存"去存储和处理新的知识点和技能。

此外，实际学习空间的干净整洁也有利于我们大脑内存的清理。干净、简单的场所和工作台，有助于大脑开展清晰的思维活动。因此，有必要在给定的时间周期，比如一天之内或一周之内，对自己的学习和工作物品做一次清理，包括书籍的摆放、文件的归档，笔记本和书写文具以及外部存储设备（比如 U 盘）的整理。只有这些空间腾出来了，大脑才能进行积极的、结构清晰的思考。

关于学习空间的布置，我将在第 6 章中专门进行详细的讲解。

 陈老师经验谈

如何利用大脑记忆原则做好备忘笔记

虽然各种 App 和包括电子邮件在内的应用程序内嵌了良好的日历（备忘录）模块，但我仍习惯用纸质笔记本。首先，用这些电子产品意味着我必须时时带着手机、电脑或打开这些软件，由电子产品衍生的其他干扰资讯或推荐很可能会分散我的注意力，从某种意义上剥夺了我锻炼记忆的机会。其次，电子产品的日历没有全局感，即我们必须经常使用滚动页面来获取较长时间跨度的事件安排。最后，备忘录记事和时间计划的原则也应遵照工作记忆的原则，容量不能过多。如果事项很多，可以采取精简的方法，比如计划五个项目，完成三项以上，这样未完成的事项可能需要删去或推迟到另一个时段。

在众多笔记法中，我最推荐 5R 笔记法，又叫作康奈尔笔记法，是用产生这种笔记法的康奈尔大学校名命名的。这一方法几乎适用于一切讲授场景或阅读课，对于听课笔记，5R 笔记法应是最佳选择。这种方法是记与学、思考与运用相结合的有效方法。它的步骤包括记录（record）、简化（reduce）、背诵（recite）、思考（reflect）和复习（review）五步（见图 3-3）。

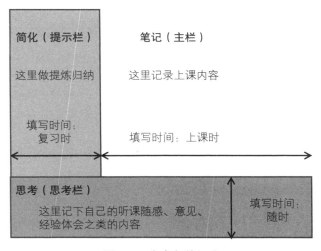

图 3-3 康奈尔笔记法

康奈尔笔记法与人的认知模型基本符合，特别是在重点知识的记忆组织方式和提取上，包含了粗颗粒度的、概括的简化信息（提示栏），以及细颗粒度的笔记（主栏）。这个层级的编排结构符合记忆的层级网络处理模式；同时，用相应的时间线作为提示线索，可以串联相关的知识点，以便日后提取记忆。

然而，我认为康奈尔笔记法在其他场景的应用中并不是最优的，比如，它不能完美地体现时间段的安排，比如你在特定的时间记录了什么，激发了什么样的思维火花或灵感？建议多准备几个本子，每个本子有其特定的用途，比如用一个本子记录读书笔记，用另一个本子记录学习方法（工具软件）的使用心得，还有一个本子纯粹以原始的方式记录自己随时想到的好点子（最好是一个小本子，用便携的短笔随时记录）。这样，我们的记忆是定向的，知道从哪个本子（类别）里找到所需的材料或信息。

最近三年，我开始在市面上寻找功能上匹配的、自己喜欢的日历本。以下（图3-4）是我最近三年用到的日历本。我之所以喜欢它们是因为它们采用了"以小见大"的原则，方便将每个时段（可以用小时为单位）、每一天以及每个月的主要日程安排对应起来，并留出一部分的网格线空白区，用于记录必要的信息。这样一来，时间线的安排以及内容项目可以很好地对应起来，不凌乱、内容精简，便于日后工作需要时查询。因此，如果没有特殊的需要，且这款日历本一直供应充足，我想我大概率会一直用下去的。

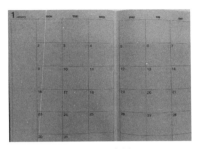

（a）月计划

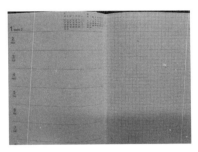

（b）周计划和网格线空白区

图 3-4　最近三年我使用的日历本

小结

1. 我们必须依靠记忆系统对所学的知识在大脑中进行重新编码、建构和存储，形成有个人意义和符合个性特征的知识网络。

2. 有效的认知训练能刺激神经元突触之间形成新的连接，并巩固这种连接，良好的睡眠也是保证记忆效果的重要条件。

3. 对同一个记忆目标或事件进行多感觉编码（比如视觉和听觉），形成形象的地图标签，构建自己独特的、可识别的符号系统，能够形成稳定的长期记忆。

4. 充分运用知觉的组块原理，将记忆内容分类组织，也可以提升记忆容量。

5. 发展"元记忆"的能力和辅助方法，建立自己的知识网络，包括自制导读手册和思维导图，都可以作为有效的提示线索和工具提升记忆力。

6. 记忆空间需要经常清理，释放出不被占用的空间，以高效管理记忆的进程。

第 4 章

认知力之元认知能力：
自主管理学习

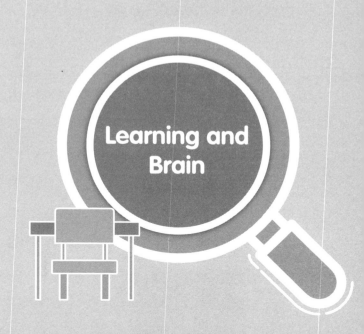

Learning and
Brain

资深政治家基辛格博士曾经描述过高级政务人物工作时的四种状态：

- 无意识不胜任；
- 有意识不胜任；
- 有意识胜任；
- 无意识胜任。

这实际上可以对应为学习状态的四个阶段。以学习驾驶为例，在第一阶段，一个新手刚开始什么都不知道，即处于无意识不胜任的状态，此时不知者无畏，就像孩子一样，在第一次碰到火苗时没有危险意识，伸手就去摸；在第二阶段，学习者知道自己在很多方面都不知道，即有意识不胜任，此时开始谦卑下来，拥有一个谦虚的心态准备学习；第三阶段，学习者进入有意识胜任状态，即在教练的指导下，对于开车必备的每一个技能进行分析和重点练习，直到每一项技能达标；最后一个阶段是无意识胜任，即动作完全达到熟练的地步，不需要刻意地去回忆或思考该怎么打方向盘等动作，此时，学习达到最佳的状态——"心流"。心流在心理学中是指一种人们在专注进行某项活动时所表现出的心理状态。心理学家米哈里·契克森米哈赖（Mihaly Csikszentmihalyi）定义心流为一种将个体注意力完全投注在某项活动上的感觉，心流产生时人会有高度的兴奋及充实感。

同样，我们对于一般知识的学习也有上述四个阶段：不知道你不知道的；知道你不知道的；知道你知道的；不知道你知道的。而我们对于自己处于哪个学习阶段的监控和意识，可以用心理学上的一个概念来说明，那就是元认知。相对于注意力和记忆力，元认知能力是核心认知力中最高阶的能力，是认知的"认知"。具体而言，这种元认知能力对应着认知的具体加工方面，可以是思维的"思维"，记忆的"记忆"，注意的"注意"，等等。

概括来说，元认知有三层含义，第一层含义是对自己学习过程和学习能力的监控和追踪；第二层含义是一种融会贯通在不同学科学习之中的元知识和思维方式；第三层含义是对学习的自主管理能力。自主学习是我们应对快速变化的信息社会的法宝，其背后的宗旨是"终身学习"，成为学习的自我管理者。

大脑中的自我监视器：元认知的含义

我们可以把元认知看成一座大楼的中控系统，该系统能够实时监控大楼内部的人员流动情况，以及可能存在的危险源，并且将相关的信息汇总反馈给大厦的管理者，以便做出及时响应和应急处理。同样，人类的元认知也是人类大脑的总监，主要是对认知资源和认知过程起到监控的作用。元认知的"元"指的是对认知的认知，比如布鲁宁（Bruning）在 2011 年的一项研究中对元认知的定义做了总结，即人们知道关于自身思维过程的知识，以及拥有运用这种高水平的知识调节理解信息、问题解决等认知过程的能力。在众多的元认知定义中，以元认知研究的开创者弗拉维尔（Flavell）在 1976 年所给出的定义最具代表性，他将元认知表述为"个人关于自己的认知过程及结果或其他相关事情的知识"，以及"为完成某一具体目标或任务，依据认知对象对认知过程进行主动的监测以及连续的调节和协调"。在 1981 年，他对元认知做了更简练的概括，即元认知是"反映或调节认知活动的任一方面的知识或认知活动"。因此，一方面，元认知是一种知识实体，它包含关于静态的认知能力、动态的认知活动等的认识，比如作为学习者，我们知道或认同成功的学习需要一定的注意力水平和记忆策略，等等；另一方面，元认知也是一种过程，即对于当前认知活动的意识过程、调节过程，知道在当前的或某一个特定的时间点自己能否胜任学习，了解自己是否处于最佳的学习状态。上述调节过程也包含了对于学习效果和反馈的自我认同和评估。比如，针对最近一次的学科测试进行"复盘"，找出失败和成功的原因，积累经验以提高下一次同类测试的成功率。

自我监控学习过程

从元认知的功能意义上说，它是对自己学习过程、学习成效的一种追踪，是学习的动力系统，表明了对学习的掌控能力。从这一方面来看，元认知包含三个主要功能成分：计划、监控和评价。

计划即规划什么时间做什么事情，在每个任务上花多长时间、使用哪些方法、收集哪些资料、遵循什么顺序，等等；监控是对

"我正在做什么，我是如何做的"的即刻意识；评价则是对思维和
学习过程及结果的判断和反思。比如，我的学习方法是否奏效，是
否需要改变策略，是否需要寻求帮助。一般评价过程又分为三个阶
段：事前、事中和事后。

- 事前：包括在学习前对自己能力的判断（知道感），对学习
  难易程度的判断等。
- 事中：在线的、即时的自信心判断（即对个人表现的判
  断），答题准确程度的判断。
- 事后：学习难易、表现的回溯判断（完成所有项目后，自
  己评估自己完成的质量）。

训练自我监控学习能力的一个有效方式是采用"线索式思维"。
日常生活中我们可能都有这样的经验：当不能回忆起相关的事情
时，返回到原地有较大概率就能回想起来，这是记忆的情境效应起
了作用，即彼时彼地的某种线索启动了事件信号的"激活"。同理，
如果在学习过程中有已经设置好提示的线索来启动一系列的认知流
程，那将有助于提升认知效果。我们可以尝试用 PDCA 模型来监控
自己的学习过程。

- 计划（plan）：你的目标和计划是什么？

- 执行（do）：完成目标需要执行的任务是什么？

- 检查（check）：检查任务的完成情况。

- 纠正（adjust）：复盘分析任务执行情况并进行纠偏。

其中，计划阶段的内容可能不是一蹴而就、一成不变的，学习者在学习之前，对于学习目标并非完全清晰，目标会随着学习的进程而逐步得到细化和明确。比如，如果我们要学习物理中电磁学的概念，"电磁学"本身是抽象的概念，我们对于理解和掌握这个概念的目标一开始不是非常清楚。针对给定的练习题，我们首先需要了解应掌握哪些概念和公式，然后完成特定的作业任务，了解特定的概念和应用（比如洛伦茨定律），核对答案检查自己的作业完成情况，通过事后的问询和复习，及时查漏补缺，最终进一步深化巩固了对电磁学概念的理解。

自我监控的一个重要方式是从错误中学习（分析错误而非只记住错误）。俗话说"吃一堑，长一智"。从错误中学习，是快速而有效的学习方法。在动物行为研究领域，心理学家科勒（Köhler）曾经做过一个著名的黑猩猩摘香蕉的"顿悟"实验，对黑猩猩解决问题的活动进行研究。实验表明，黑猩猩在经历若干次错误和失败后，会突然发现用站在凳子上的方法可以轻易摘到高处悬挂着的香蕉。人类很多发明和创造的过程，也是在尝试错误和总结经验的基础上产生的，比如爱迪生发明电灯的历程，就是一个典型的、艰辛的试错过程。

记得我就读初中的时候，专门准备了一个错题小本子，不仅记录错题本身和答案，也以自己理解的方式，包括用图示的方式记录思考的误区和纠错的过程。后来我在硕士阶段的工程心理学课程中学到"认知走查"是一种用于复杂系统故障排除的常见方法，即对于已经发生的故障，我们依照特定的"决策树"，对照"树杈"上每个可能出错的地方，进行一一核查和排除。上面的错题本的记录和反馈方式，相当于认知走查的一种变式。除了学期中几次重要的测试，5~10 分钟以内的随堂小测验和教师的即时反馈也非常重要。小测验能够将比较复杂的知识点分解为若干简单的、但在整体问题解决思路上层层递进的测试题，能够以认知走查的方式让学生（学习者）知晓自己在哪个环节上比较薄弱或还没有掌握知识点，这种评价能够增加学习者自主掌控学习的意识，并且可以有的放矢地改进学习，也可以将测试结果反馈给家长和老师，请他们帮忙提高学习的效能。

元认知训练 1：建立决策树

建立决策树是辅助自我监控学习过程的有效工具。决策树在管理科学和工程科学等领域得到了广泛的应用。决策树，顾名思义包含了不同走向的分叉树枝，一般通过排除法，能够最终找到解决问题的路径。比如，在遇到诸如打印故障等问题时，Windows操作系统会提示用户自检，诊断问题，提供多种可能的解决方案。系统通过"一问一答"的形式，帮助用户查找故障的原因。如果用户接受系统自动诊断的提议，实际上就进入了一个决策树流程。

我们在学习和解题过程中，也可以尝试列出决策树来监控和优化自己的思维。以程序设计为例，一位学生可能会尝试两种不同的方法去实现，每种方法包含了具体的、不同的引用函数和步骤，此两种方法形成了一个决策树。一旦选择了其中某种方法，就根据该方法的决策流程按图索骥；如果感觉暂时有难度，就可以转向另一种方法的决策流程进行尝试。

　　自我监控也包括对学习中的自我效能感和自信心的判断。我们的意识中存在一个朴素的认知观点：大量的练习可以提高学习判断的准确性。然而，一些研究的结果表明实际情况恰恰相反，题海战术或重复学习可能会导致"练习伴随低估效应"。该效应指的是在材料重复呈现的情况下，学习者对回忆成绩的预测常常表现出低估的现象。比如科力亚特（Koriat）在 1997 年进行的一项针对词对学习和回忆的实验中发现，若被试首先学习词对材料，对每个词对做出回忆成绩的预测（学习判断），然后进行标准的回忆测验，如此循环几次后，被试的学习判断会随着重复次数的增加而出现低估自己成绩的现象。贾宁等人也在 2017 年的研究发现，在记忆过程中，只有当记忆材料的差异性较大时，学习者对监测自身的学习记忆效能的自信心才会受到影响，进而对学习判断的准确性本身带来干扰。因此，从这个意义上看，进行高质量的、对同质材料的集中学习，可以降低练习伴随低估效应。

知识迁移与思维升级

跨学科思维与知识迁移

除了对自我的学习过程进行监控，元认知能力还可以体现在对不同学科的研究范式以及不同学科知识的融会贯通之中。英国著名思想家弗朗西斯·培根（Francis Bacon）先生曾说："读史使人明智，读诗使人灵秀，数学使人周密，科学使人深刻，伦理学使人庄重，逻辑学使人善辩。凡有所学，皆成性格。"这说明了我们学习各个学科的目的还是在于培养我们的健全人格、思维方式和理解世界的逻辑。哈佛大学心理学家霍华德·加德纳（Howard Gardner）认为，学科学习的目的就是训练我们未成熟的心智。从这个意义上看，从具体学科获得的知识，比不上从不同学科衍生出来的想象力，即一般的、"泛化"的能力。

这种超越学科的思维能力体现在著名物理学家爱因斯坦和心理学家让·皮亚杰（Jean Piaget）的交流之中。爱因斯坦曾提议请皮亚杰从事有关时间和空间的心理发展研究，物理和心理两个领域的碰撞，带来了至今仍然非常活跃、具有生命力的"认知发生论"的原理和实践。皮亚杰对儿童掌握运动与速度概念的关注与爱因斯坦有密切关系。1928 年爱因斯坦在瑞士达沃斯主持第一届哲学与心理学国际会议，在演讲中他提出几个问题：人们对时间的理解是与生俱来的，还是后天习得的？儿童是如何建立时间和空间观念的？儿童是如何判断物体快慢、如何理解速度的？这引发了皮亚杰对儿童如何形成时间、运动与速度等基本科学概念的关注。1946 年，皮亚杰相继完成了《儿童时间概念的形成》（*The Child's Conception of Time*）和《儿童的运动和速度概念》（*Child's Conception of Movement and Speed*）两本书，从儿童发展心理学的视角对爱因斯坦当年提出的问题做出了系统的回答。

从两位科学大师的故事中，我们可以看出虽然两位大师各处于不同的专业领域，但他们都对时间和空间等基本的认知加工表现出浓厚的兴趣。从跨学科的角度看，正是不同学科对同一问题的关注，催生了包括"心理物理学"等在内的交叉研究范式。直到现在，关于"数""形"和"速度"等基本时空加工过程的毕生发展和神经发育等问题，仍是跨学科研究（包括人工智能）的热点问题。

目前素质教育的一个重要趋向，就是抽取科学的"元典"，包括对不同科学的历史发展路径和思维方式的总结和比较，由此培养孩子的元认知能力。事实上这些内容，针对很小的孩子就可以开始进行培养了。

此外，这种跨越学科的思维能力还是实现"组合式创新"的基础。创新其实就是在特定的时空背景下，通过有效的创新组合解决特定时空的问题，为社会和商业创造价值。比如，飞机螺旋桨装在尾部就是喷气式飞机，装在顶部为直升机。铅笔＋橡皮＝带有橡皮的铅笔。猫王埃尔维斯·普雷斯利（Elvis Presley）混合了福音音乐与蓝调节奏，他从小就生活在乡村音乐和福音音乐并存的混合社群里，又经常在 R&B 俱乐部的后门闲逛，于是对两者进行了组合式创作。在医疗应用领域，豪斯费尔德（Hounsfield）将看起来毫无关系的 X 光与计算机进行组合式创新，发明了 CT 扫描仪。CT 扫描仪是 20 世纪医学界最重大的发明之一，豪斯费尔德也因此荣获诺贝尔生理学或医学奖。同理，（履带）拖拉机加上护板，就成为第一次世界大战中坦克创新灵感的来源。亨利·福特（Henry Ford）创建了汽车装配线，他既没有发明汽车，也没有发明大量生产的技术，但却以前所未有的方式把从缝纫机、肉类加工业等处借鉴的元素组合在一起，产生了创新的制度和管理方式。

无论是跨学科思维还是组合式创新，其背后的机制都是运用了不同领域间共通的规则和规律，也就是超越某一特定专业领域的"元认知"。R. M. 加涅（R. M. Gagne）首先提出了规则学习的概念。规则是人们对规律的认知，也是支配人类活动的准则，是人类毕生学习的核心内容。我们一旦学会了某种规则，能力就可以在不同的特定场景之间迁移，比如学会开手动挡汽车后，自然就会开自动挡汽车；学会英语后，再学习德语会觉得更加容易。学习能力的迁移体现了认知的经济原则以及人的认知灵活性的特性。不然，我们的学习场景是无穷无尽的，如果什么东西的学习都要从头开始，我们学习的进程和效率就要大打折扣了。

当然，学习能够发生"迁移"是有前提条件的。简言之，不同的学习对象和场景应具有相同的认知元素，要求学习者拥有类似的"心理模型"。比如，写作能力好的学生，他们的综合阅读能力也比较好，因为两者之间的核心认知能力是相同的，包括对信息的抽取、表达和形成概念能力。在学会四则混合运算规则和运算的优先级别后，这种能力可以应用在小至小学数学的基本运算，大至大学的数字电路"逻辑运算"、高级编程语言中的条件和转折语句的设置中，等等。这些基本上都是遵循相同的逻辑运算优先级别的规则。另一个例子是，不同编程语言都存在特定的、类似的"递归"和"调用"的原则。因此，学过 C++ 语言的同学很容易上手学习 MATLAB 编程语言，因为其语法规范大致相同。事实上，递归是一种通用的计算机算法，也是一种逆向思维解决问题的算法。比如，马斯克曾经用"递归"的思想，倒推航天技术将人送上火星所需的成本，包含物力资源和能量需求等。

在日常生活中，我们可以通过训练"举一反三"的泛化能力与合并同类项的归纳能力，来训练知识和能力的迁移。比如，学会在网页平台上用编程实现"打卡签到"的功能后，可以迁移到利用微信小程序实现同样的功能；将制作 PPT 时的要点描述概括能力，应用到论文写作中的亮点（一般我们称之为 bullet points，即"子弹头"关键信息）归纳能力上和即兴三分钟演讲上。

　　从广泛意义的角度看，有很多训练没法直接开展，此时可以采用"思想实验"的方式触类旁通。比如，采用元认知对话的形式，家长（教师）和学生进行关于某种乐器的学习技能的讨论，这里并不要求学生对所有的乐器有直接的演奏或练习的经验，即可以针对想象的乐器演奏（比如钢琴演奏）开展对话。对于给定的小说文本，也可以开展元认知训练，比如推断小说故事中的某个主人公对另外一位人物的看法和态度，这也是一种简便但有效的元认知思维推断训练。这种方法在发展心理学领域是对心理理论的拓展，即如何从他人的角度设身处地看待问题。此外，对于职业生涯管理，我们可以有意针对职业核心素养进行元认知性的概括和比较，比如对记者的良好职业素养进行概括，包括行动迅速、信息来源可靠、提问准确、持续追踪和报道真实等特质。事实上，元认知的监控也要求在你的内心常驻一位"优秀的记者"，对自己的学习情况进行实时跟踪、即时反馈。

元认知训练2：建立个人写作模板

写作的背后是人类的语言表达，存在固定的起承转合的范式。写作面临的最大问题是"脑子空白"和"理屈词穷"。因此，训练自己的表达能力和话语体系，突破无话可说的瓶颈，需要学习者本人建立作文的几个心理模型（模板），平时多多刻意训练发散思维的能力。比如，同样的一件事情（"对于可口可乐的喜好"），可以从时间（一年四季）、空间（国内和国外，南北差异等）以及人群（儿童、成年人等）进行细分和描述，这些描述和讨论的维度就是一种心理模板，在讨论分析不同话题时可以反复使用。同样，对于一种感知状态（比如"美丽"），可以通过不同的五感形容词进行描绘，并将这些描述性的词汇纳入自己头脑中的素材库。经常这样练习就能形成自己的话语体系和词汇系统，在考试等需要临场作文的情景下也不慌乱。

思维升级

元认知发展水平也体现在思维维度上，可以通过个人所掌握的思维方法来评定。元认知发展处于初级阶段的孩子，具备一定的具身思维能力，但抽象和概括思维能力偏弱，而且主要采用了线索式思维（低阶思维）。一般而言，低阶思维是直接找信息、找答案，比如最初级的阅读测试中的填空、配对练习就是测试这种能力。再高阶一点的思维则需要综合、类比和概括能力，同样以阅读理解为例，这时需要进行综合性地比较，从散落于篇章的各个知识点中乾坤大挪移似的综合相关的信息，给出有价值的、有见地的判断，比较作者与自己的观点异同，得出有意思的结论。最后，思维则会进一步发展到更有创造性的产生式思维，比如对给定的诗歌进行改写再创作（孩子一般比较喜欢自己改动歌词等类似的活动）。

　　元认知的思维训练是需要专门、刻意练习的，主要有两个原因。其中一个原因是人的认知惰性。比如我们从孩提时代就习惯了"非黑即白"的二元（分类）思维，很少从概率思维的角度去考虑。比如，对于某一档电视节目，如果专门从收视率（百分数）的指标去衡量节目的受欢迎程度，我们很可能得出错误的判断，即某个节目"好"或"坏"的价值判断。在给北大心理学本科生讲授的心理学研究方法导论课程中，我专门指出了这类错误的陷阱，即我们对于事件的判断一般需要采用客观的概率思维和推论统计的取向，即在多大的概率水平上我们判断节目的优劣或受欢迎程度（包括考虑受调查观众的基数大小），而不能通过简单的比例等描述性数据下结论。

元认知能力需要刻意练习的另一个原因是自主的缺位。海德格尔曾在其 1927 年发表的《存在与时间》（*Sein und Zeit*）一书里指出，如果我们一味地忙于各种纷繁的事务，不能主动停下来思考，就不能拥有自我，也不能被称为自我的主人。因此，在给定的一周时间内，我强烈建议大家给自我创建"时空隔离"的机会，主动放空至少一个小时，对自己的工作任务和学习状态进行客观的、第三视角的自我观察和审视，寻找与"理想自我"的差距和原因。这种刻意的自我审视是非常必要的。

爱因斯坦曾说过："不应否认，任何理论的终极目标都是尽可能让不可简化的基本元素变得更加简单且更少，但也不能放弃对任何一个单一经验数据的充分阐释。"这也说明了深入思考和模型化思维的重要性。大多数孩子因为功课繁忙，认为完成作业任务是第一要务，不会再深入探究科学的原理和新奇之处。但是，教育的目标是要培养孩子透过多种不同的视角去观察世界，就像站在有许多窗户的房子中，拥有看到多个方向的能力，以及构建适应不同应用场景和问题空间的"模型思维"能力，甚至提出自己的假说。例如，在观看无人机表演的时候或蚂蚁搬家的日常生活场景时，可以启发孩子思考"集群智能"，即单个无人机或单只蚂蚁，是如何集体完成特定的群体性目标的，是如何做出步调一致的行为的（当然，日后学习时可以用上相应的算法和模型）。我们尤其需要从"第一性"的原理出发，找出诸多事件背后的基本的、本质的认知原理。

元认知训练 3：归类实验

　　归类实验是一种类比思维的训练，比如，瑞文智力测试中的渐进式矩阵测试。被试需要从给定的图形组合里运用视觉推断，抽取特征规律，判断缺失的图形是什么。图 4-1 是瑞文智力测试里最后的也是最难的一道测试题，想想看，缺失的图是哪一个？

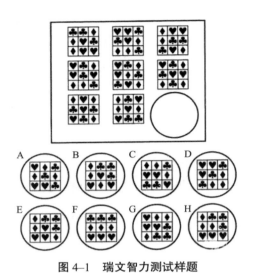

图4-1　瑞文智力测试样题

　　归类实验的一个应用是在记忆单词的场景中，比如可以对给定的词表进行扩充，根据线索词联想生成尽量多的同义词或反义词（GRE测试或我国的公务员考试也考查这种聚类或对比的语言能力）。对于家长和教师来说，也可以参考特定的场景和事件主题，给学生呈现多个句子（比如9~12个句子）的、无标点符号的语篇段落，要求学生对打乱的句子以容易阅读、记忆的方式重新分组并排序，然后解释说明这样做的理由；根据他们把同一主题句聚类和"总结"的情况，酌情计分评价，并给予必要的反馈。

学生据此建立自己的错题记录，之后能够还原和反思自己的思路和当时"为何做""怎么做"的具体步骤。

自主规划和管理学习

元认知能力的另一个重要方面是自主规划和管理学习的能力。学习管理的基本原则是根据自己的时间资源和任务难度，以及个人的能力状态做出合理的规划和配置。这种能力也和时间的有效利用息息相关。

做时间的朋友

如果我们能做时间的朋友，比如积极应用化整为零的策略，那么时间的利用就能产生复利效应。苏联著名教育实践家和教育理论家苏霍姆林斯基曾说："儿童的时间应当安排满种种吸引人的活动，做到既能发展他的思维，丰富他的知识和能力，同时又不损害童年时代的兴趣。"因此，规划好时间也是父母和孩子共同努力的方向。作为家长，有责任和义务引导孩子学会统筹时间，先做好计划，然后督促执行，争取提高效率，在最短的时间内完成最多的任务。

举一个例子，孩子正在做作业的时候，吃午饭的时间到了，妈妈喊孩子吃饭，这时候孩子不答应，说自己正在忙着呢。作为家长你觉得该怎么办？这里有两个建议，供家长和读者思考。

首先，建议尊重孩子专心完成任务的需要。如果孩子不答应妈妈过去吃午饭，如果不是有情绪的问题，说明他正在思考问题，这种品质是值得鼓励和提倡的。我们在特定的时间只能做一件事情，不能一心二用。有一个故事，一位农夫本来是要去田里耕地，结果发现自己的农耕机坏了，需要加油，于是他往农村合作社的定点加油站跑。在路途中，他突然想起自家的几头猪还没有喂食，于是中途折回；走着走着，突然又想起另一亩地的马铃薯还没有收拾，于是又偏离了道路，准备去收马铃薯。快到的时候，观察天气好像要下雨的样子，想起了自己家屋顶瓦片掉了几片，很可能会漏雨，得赶紧修理一下。这会终于又折回到家了，邻居家的鸡叫了，提醒他想起自己鸡窝里有一只病鸡，得赶紧送它去邻居老李这位兽医专家那里看看。因此，那个半天，这位农夫什么都没做成。因此，如果妈妈在喊孩子吃饭的时候，孩子还正在忙，请先让他把手头的事情做完。如果他马上放下手头的事情去吃饭了，一是可能思路被打断了；二是他在吃饭的时候难保不会继续思考刚才的问题，影响身体健康和营养的吸收（血液回流在大脑里）；三是如果再捡起手头的工作，需要投入更多的时间重新专注。比如，原本只需要再等额外的 5 分钟思考完毕后去吃饭，但由于思路被打断，等孩子再回到桌前时，回到之前的状态，可能需要额外的 15 分钟。

其次，在这种情况下建议大家巧妙利用记忆中的"蔡格尼克效应"（Zeigarnik effect），该效应是指人们天生有一种办事有始有终的驱动力，人们之所以会忘记已完成的工作，是因为打算完成工作的动机已经得到满足；如果工作尚未完成，这一动机便使他对这项工作留下更深刻的印象。因此，喊孩子吃饭的时候，如果他手头的作业还没有完成，对题目的思考和印象还会在吃饭的过程中体现出来，若此时你观察到孩子呆愣着，可能是他在思考刚才的作业。当然，蔡格尼克效应也有积极的应用，比如可借助工作尚未完成前的动机，集中精力，用 10 分钟思考，然后用 5 分钟进行书写，趁热打铁，一气呵成完成任务。因此，有经验的时间管理达人会充分利用会议过程的间歇打腹稿，然后快速地记录自己的思想火花或行动计划，甚至是论文的框架。

灵活安排学习任务

先啃掉硬骨头与钻牛角尖之辩

在考试或者学习过程中，面对困难的任务和容易的任务，到底应该先完成哪一项呢？从元认知的角度来看，我们应该根据不同的认知情景做出正确的选择。

对于考试这种有相对紧迫的时间限制且以最终分数作为评估目标的任务情景，我们应该以完成尽可能多的题目为目标，这时采取"先易后难"的解题策略更好。估计大家都有这样的经验或教训，在考试的时候，刚开始有一道题目不会做，执着地坚持在那道题目上花了很多时间，后来还是找不到解决办法。时间一分一秒过去，焦虑的心情使得大脑短路，陷入僵局，放弃不甘心（因为已经投入了不少时间，即已经产生"沉没成本"），继续思考又没有出路。这种情况也可以说是钻了牛角尖。在此种情形下，如果换个思路，先把后面的题目做了，然后争取时间返回来看原来的问题，结果可能就是"柳暗花明又一村"了。

但是，在平时学习和练习的场合，我提倡先啃掉硬骨头，即知道自己的弱项以及问题中最难的部分所在，以锲而不舍的精神集中时段进行攻关。这样，在考试等压力较大的情景中就可以尽可能地避免遇到难题，也不用钻牛角尖了。以我们进行科研时遇到的情况为例，我们经常遇到对神经信号进行傅立叶变换等的数据处理操作，对于初学者以及实验室的新手，这个领域的知识和技巧可能是一个"牛角尖"。如果我们费功夫先把它攻克了，并形成一个通用的函数包，下次遇到类似的问题就可以直接引用类似的函数包，或者稍加修改，问题就能迎刃而解。

日常生活中，大家对待学习往往不是这样的，总是先挑容易的或重复学习过的材料完成，一方面是迫于家长或老师的压力，即总要有一些内容需要汇报，就拿自己会的一点东西去报告；另一方面，或许是给予自己安慰，即自我满足于总算做了些事情。我把这种学习的取向称为"虚假的繁荣"。更好的做法是应该把功夫下在平日的学习中。

聚类处理，为认知负担做减法

人的认知资源有限，我们总是希望做减法。我们大脑加工信息的方式可以按感觉通道分为视觉、听觉或触觉等加工类型，或基于内容属性分为记忆、思维或决策等加工类型，任务之间的转换和休息也属于一种加工类型。比如，我们在写作时处理视觉信息为主的语言文字是一种信息加工类型，进行数学运算时是另一种加工模式，而进行听力阅读理解，则需要听觉通道高度集中注意力的认知投入。对于这些不同类型的信息加工任务，大脑虽然在统合认知资源，但我们的认知天性是遵照任务的完整性和流程开展工作。我曾带领一位博士生做任务切换的研究，我们发现即使只让被试做计数的简单任务，当需要在不同的数目范围进行切换时，比如在小数（小于等于4）范围和大数（大于4）范围内切换，被试的反应也会明显变慢，错误率上升。这说明不同性质工作之间的认知转换，存在转换的代价和损耗。

因此，在特定的时间段，建议大家集中处理同质性较高的任务，也就是聚类处理。比如，在写作学术论文时，我倾向于快速完成第一稿，用自己的"白话"写下所有的、相对完整的研究概述，同时要抵挡住诱惑或其他因素干扰，不去随时使用图形编辑软件插入图片，也不用文献引用软件插入引文。这些工作对于论文写作虽然重要，但会影响当前文字叙述和分析写作的任务。在写论文时，我们应先把主体的内容完成，暂时忽略可能的表达错误，之后再添加参考文献和修正错误。

让线上和线下混合学习更有效率

在日常生活和学习中，我们学习或者通过认知活动加工的信息既是多元的（种类不同），也是多源的（来源不同）。比如，对于一个地名的记忆，可以是从你自己的脑海里回忆提取的，也可以是看到地图后想起来的，或者从他人的介绍中得以了解，等等。然而，一旦我们掌握了相关的概念信息，将其巩固在大脑的记忆系统里，其具体的来源和方式就显得不太重要了。这种认知模式被称为"分布式认知"。当线上和线下混合学习成为常态的时候，分布式认知模式将成为学习的主要认知策略。虽然信息来自线上线下不同的渠道，但关键的问题不是选择线上或线下哪种学习方式，而是如何更好地分配任务和进行流程再造。

一般而言，我们可以把线上学习的材料作为"资源库"和元认知的记忆索引。除非是必须在电脑和手机平台上完成的任务，线下的学习方式应是首选，因为线下学习的沟通和反馈的效率一般好于线上同类学习的效果。建议在线上平台进行粗略的阅读，筛选出主要的、需要深度学习的问题，然后通过线下深度的、个别讨论的方式对学习任务进行分解。作为即时信息系统，线上消息的快速传达有利于提高师生间沟通的效率，也有利于老师解答不太复杂的知识性（非技能）问题，但也避免不了存在"摸鱼"的情况（比如学生一般不愿意开摄像头，原因大家都知道），或缺乏有效的反馈等。我们在开展线上线下混合教学的实践中，将一些需要动手做的观察学习，尽量安排在线下进行；而答疑可以在线上进行。当然，线上线下的方式，与学习者的个人爱好和偏向有关，具体的时间分配比例没有定论。

此外，线下的、非电子化的学习活动也有利于发挥"具身认知"的作用。人们常说，"实践出真知"，身体的动作和状态也会影响我们的思维和行动。比如，尝试保持微笑，人也会变得更开心。这种认知的具体化或具身策略，统称为具身认知。以写作文为例，可以先用规整的写作信纸来书写提纲，然后再根据需要用电脑上的文字编辑软件如 Word 或 WPS 录入。又比如，我们从线上的推荐系统知道如何去获取学习材料，然后尽量用线下购置的图书来阅读学习。这样看得见、摸得着的学习方式，容易形成一个相对闭环的感知 – 动作信息反馈，更有利于巩固学习效果。

元认知训练 4：团队心智提升

在一个项目组或者研究团队里，因为团队协作的需要，在项目内容（比如实验数据和论文书写）的更新上需要做到"无缝对接"，因此如何在时间上做到同步，以及在内容上做到整合对接，需要借助成熟的办公软件和建立闭环的、高效的反馈机制。这里考验了团队的心智模式的形成和健康合作状态的维持，是团队元认知的集中体现。试想一下，在线上（比如利用飞书软件）和线下结合的工作模式下，如果团队个别成员没有及时将必要的信息内容更新，而且没有在团队内部将相关进度的消息沟通到位，那将造成信息的缺失，或者由于某种原因带来重复劳动，影响了整个团队的工作效率，在这种情况下，线上工具的利用反而成为阻碍效率的因素。此外，任何软件平台的使用都可能需要进行功能菜单的取舍和适当的修改，以符合项目组的实际需求。如何分配线上和线下的工作内容以及时间比例，如何在不同平台（手机、电脑网络和线下）进行衔接和迁移，都是训练团队心智和元认知的具体内容。

 陈老师经验谈

科学用脑、规划时间的 10 个建议

1. 每周给自己"开个会"

无论多忙，建议你每周空出特定的一天或一个时段，回顾当周的时间计划安排和执行情况，也将自己的成就和失败与家人朋友分享。

2. 帮助别人之前，先帮助自己

坐过飞机的朋友都知道关于戴氧气面罩的提示语（大意是先要给自己戴好面罩，再去帮助别人），这是非常正确的。我们在有心帮助别人之前，先估计和准备好自己的资源和时间，才能精准和有效地帮助别人。同时，我们不能只要求别人，自己也需要不断学习和提升，这样才能用有效的方法帮助身边人。这也意味着，在家庭教育中，家长好好学习，孩子才能天天向上。

3. 保证红灯时间（必要条件）和绿灯时间（充分条件）

磨刀不误砍柴工。我们在等待红灯时有时感觉时间很漫长，但这是非常必要的，是为了后面的顺利通行做准备，因此，红灯时间（必要条件）是为后续的绿灯时间（充分条件）做准备的。在孩子学习的事项上，细心的家长必须坚决在时间相关的规划上给予引导。比如，在美术课上，有的孩子就凑合用不合适的画笔进行练习，此时家长一定要按照课程的要求准备好合适的工具，包括画笔；有时家长需要提醒孩子"欲速则不达"。

4. 规划五项，执行三项

我们往往有很多计划，但在执行时由于低估了任务的难度，或者有朋友来访等意外的情况，不能按时完成任务。此时，需要有勇气和胆略来完成其中紧急而重要的任务，即可能规划了五项，但执行了其中三项。事实上，这是时间规划和任务执行的习惯问题。为了形成良好习惯，有时候我们需要去刻意训练，维持特定的"脑回路"。比如，如果参加了阅读和写作的集训，除非当天你或孩子实在有别的任务，我还是建议克服困难，比如抽出 10 分钟进行阅读和写作的训练（写一段话或几句都行），这样才能最大限度维持练习的效果，也是给自己对微习惯的坚持加油。

5. 克服拖延：将"目标"和"时间"相互联结

造成拖延的一个主要原因是目标的不确定性以及缺乏有效的监督机制。

时间的利用总是和特定的目标关联的。因此，无论是在执行计划还是在核查计划的完成情况时，目标总是要具体、清晰、可以量化的。而且特定的时段总是与一个特定的目标或长远的目标联系在一起。比如，针对一个特定的锻炼计划，不要说"我明天开始锻炼"，而是说"这一周内，我要运动两次，每次 15 分钟"，等等，让满足感从每一次小目标的真正实现中得以积累。另外，可以鼓励自己先动起来，从而有效降低负性情绪（在负性情绪下，时间会过得更慢），让事情得到改观。适当及时的正向认同反馈，可以有效地帮助你实现目标。

6. 带好备忘录，随时做记录

好记性不如烂笔头，建议随身带一个小的记事本和一支简易的钢笔（比如短柄的那种），这样当你有宝贵的灵感时就可以随时记录下来。我的德国导师赫尔曼·穆勒（Hermann Müller）教授就有这种良好习惯。在我博士毕业的庆祝仪式上，他和我说起即使在深夜已经很累了，如果有好的科研想法，他马上就会起床拿本子记下来。这个方法我受用至今。当然，现在有很多便利的 App，也能帮助我们进行即时记录，但从记录原始的想法以及有助于思考的角度看，我还是强烈建议采用传统的纸笔记录。

7. "桌面"整理

通过整理桌面，包括整理自己的工作台以及电脑和其他电子产品的屏幕"桌面"，能有效地组织自己的思维，方便快速视觉搜索找到自己需要的信息。我曾经把同样的一篇文献打印了五遍，就是因为此前桌面凌乱，在写作参考时找不到，只好重复打印。因此，定期清理和整理桌面能有效节约时间。

8. 安排好碎片化时间

人的时间总量是固定的，完成特定任务也是有一定的时间要求或心理预期的时间要求。因此，需要做到开源节流，尽可能为完成任务争取足够的时间，以及尽早开始计划并行动。同时，化整为零，安排好碎片时间。比如集中在饭点前后取快递；在排队打饭的时候快速阅读论文或摘要，为午后的实验室会议做准备；包里备着几本书，在各种等待时间以及在固定的空间（比如地铁车厢中）阅读。我有很多写作和阅读任务都是在零碎的时间一点点完成并在最后拼合起来的。

9. 知道和辨识自己的最佳状态

一个了解自己的生理周期、智力周期和情绪周期的人，会智慧地安排自己的工作时间、学习时间和休息时间。以我自己为例，我写作的良好时段是早上的 7 点到 10 点，这个时段当中尽量不让非必要的事务干扰。必要的时候，我会关闭办公室的外门，并关上手机。

10. 适当使用智能助理工具

得益于数码科技，我们有更多的选择帮助我们提高工作和学习的效率。适当使用智能助理工具，比如智能语音，能够节约时间，但这些工具在信息的沟通和还原上可能还存在一定的劣势。有一次因为着急写发言稿（20 分钟左右长度），我就通过微信语音自言自语，大概发出去 25 段左右的语音，转成文字，再稍加修改，就成了一篇质量尚可的演讲稿。

小结

1. 元认知是认知之母，它反映了学习的策略和智慧，以及对于自己学习成效的监控，是学习的动力系统。

2. 元认知有三层含义，第一层含义是对自己学习过程和学习能力的监控和追踪；第二层含义是一种融会贯通在不同学科学习之中的元知识和思维方式；第三层含义是对学习的自主管理。

3. 元认知发展水平也体现在思维维度上，从低阶的线索式思维，到综合、类比和概括思维，再到最高阶的创造性思维。由于人的认知惰性和自主的缺失，元认知思维的发展需要刻意练习。

4. 从错误中学习和学会举一反三的"迁移"，是元认知监控学习的重要策略，在平时的学习中需要刻意训练。

5. 线上和线下学习相结合的"分布式认知"学习模式已经成为学习的

常态，建议线上学习针对元记忆和概要的内容，而对于合作学习和深入讨论的内容应尽量以面对面的方式展开。在团队协作中，团队心智（团队元认知）的形成和维持，本身也是训练元认知的过程。

6. 在电子多媒体学习时代，如何科学用脑，进行合理的时间管理和任务规划，以及开展卓有成效的合作互助学习，是提高元认知能力的重点。

第 5 章

情绪力：积极主动快乐的学习

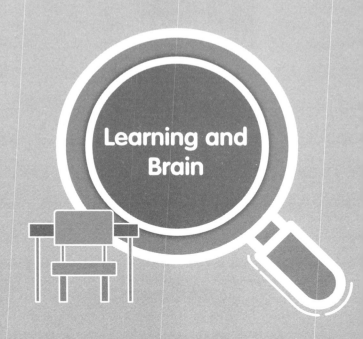

Learning and
Brain

　　情绪是对一系列主观认知体验的统称，也是多种感觉、思想和行为综合产生的心理和生理状态。一般根据情绪的愉悦性，将情绪分为积极情绪和消极情绪。积极情绪是指能产生良好情绪体验和生理感受的情绪，包括满足、幸福、爱和骄傲等；消极情绪则包括愤怒、恐惧、悲伤和羞愧等，通常不利于人们继续正常思考或继续完成工作。现在的摩天大厦都有稳定楼体的装置，比如中国第一高楼上海中心大厦，安装了"镇楼神器"风阻尼器，主要作用是在高楼遭遇台风时，减小楼体的摇晃，以此来稳定楼体。人的情绪系统也发挥了类似的"定海神针"的作用。

　　我们有生理周期、智力周期，也有情绪周期，甚至在一天之内情绪就会发生急剧的变化，早上高高兴兴去上学或上班，晚上很可能就垂头丧气地回到家。在社会经济高速发展的今天，我们面临着普遍的压力，包括工作压力、家庭压力、学业压力以及经济与社会压力，等等。这往往会产生负面情绪的积累，如果不能及时疏导和调节，会带来严重的身心健康问题。在这样的不良情绪条件下，我们自然也很难有好的状态和动力去学习了。

除了个人的情绪状态，学习者所处环境中的"情绪氛围"对学习者的学习状态也会有重要的影响，特别是在家庭中。例如，一个家庭如果存在批评、抱怨、冷战和忽视等情绪"冷暴力"的情形，或家长自身的情绪稳定性和平衡性较差，则会给孩子带来长期担忧的心境，造成无力和自卑感，让孩子丧失学习动机，而且孩子很可能长期不主动和家长交流在学校学习的感受，如果遇到学习上的困难和障碍也很难及时解决。

情绪与认知

从脑科学的角度看，情绪对认知和学习也起到十分重要的作用。

情绪对学习的首要意义是可以促进记忆的存储。首先，情绪状态可以促进情景记忆（即对特定事件的记忆）。其次，情绪状态可以与情景记忆一起存储在大脑里，因此，当前情绪状态能够影响记忆的提示线索，即情绪可以作为情景记忆的提取线索。最后，情绪可以触发回忆并影响诸多认知过程。当记忆存储在大脑皮层或海马体时，眶额皮层或者杏仁核的神经元放电所反映的当前的任何情绪状态，都会与记忆联系到一起，并增强有这种情绪状态时存储的记忆。人类的海马体可以存储与情绪相关事件的位置信息，当再一次看到特定地点时，海马体会参与到唤醒情绪反应的过程中；海马体也是对应情绪加工的边缘系统的一部分。以上的脑科学机制称为"记忆的情境效应"。我们在日常生活中都有这样的体验：当我们处于特定的情绪状态时，就倾向于回想与该情绪状态相关的记忆，也将根据当前的情绪状态来解释看到、听到的信息。

情绪与学习者的感知觉和注意加工等认知过程的水平和效率也关系密切。我所在的课题组曾经让被试进行了八周的冥想训练，被试训练之后获得了非常放松的情绪体验，用视听感知判断等实验任务进行测试，发现他们的注意力有明显提升。当然，当我们处于非常愤怒、非常焦虑或极度紧张的情况下，就容易产生意识（注意）"狭窄"现象，其行为表现包括疏忽、视而不见以及"注意盲"等。比如，原本很容易观察到的事物细节或者考题中的约束条件，在这种状态下就很难被注意力捕获到，造成错误的决策或解题困难。相反，积极的情绪状态则能扩大注意加工的范围，提高注意选择的精确性，并提升相应的工作和学习任务表现。在一项中德合作研究项目中，我与同事发现，基于奖赏和价值驱动带来的积极情绪的联结能够高效促进注意加工。在一项模拟实验中，我们让被试执行视觉搜索特定目标的任务，当他们完成一次正确的反应之后，程序给他们以特定奖赏"点数"的反馈，实验结束后他们可以等值兑换现金。这种奖赏联结提升了被试的情绪积极性（当然也提升了其内部动机），并直接促进了任务绩效。同理，在学习过程中，这种积极情绪和正向的、及时的反馈，如果能够与学习目标达成紧密的、有效的联结，长此以往将极大促进学习的效率，增强学习的动力与信心。

此外，情绪也与人的社会性注意息息相关，学习者在学习过程中也需要理解他人的情绪以获得反馈，团体协作更是需要对他人的情绪认知。学习困难的群体（比如阅读障碍或孤独症群体）的情绪认知和表达能力有一定的不足，一方面他们对自己的信心不足，另一方面由于他们存在情绪回避的个性特征以及社会性注意力的不足，不容易准确把握别人的情绪意图，也不能很好地从教师和同伴这里获取对自身的反馈，因此，其日常的学习甚至生活将遇到一定的阻碍。总体而言，不管是正常群体还是特殊群体，通过科学的（学业）情绪认知干预训练，都可以提升注意的品质，并促进高质量的学习。

从大脑机制来看，情绪和元认知控制事实上也具有重叠的神经基础，它们之间存在密切的联系，主要体现在学习者的自我监控、自我评估、自我调节学习策略和情绪压力应对的能力上。比如，对于焦虑的积极信念，对不可控的逆境的认识和接纳，以及对于自身认知能力（注意力和记忆力）的自信程度，都可以帮助我们监控并抑制消极的想法，从而调节个人的情绪状态和情绪稳定性。有研究发现，适度焦虑可以提升学习者的学习自信心。心理学家通过给被试具有挑战性的"数数目"任务引发被试的焦虑，结果发现，对于焦虑的预期能够通过提升控制感这一中介变量来提升解决知觉任务的自信心。此外，情绪也会影响自我调节的学习策略，以在线学习下的情绪为例，相对于正常的教室教学，在线学习会诱发不同的、特征明显的情绪体验，其中无聊的情绪可以负向预测元认知控制力，令人愉悦的成就感可以正向预测元认知控制力，而受挫的情绪体验对元认知能力的影响是双向的，要么使人消沉，要么让人越挫越勇。

情绪体验也会在不同的层级上影响人们的时间感知和"时间透视"能力，以及相应的策略应对方式。比如，在愉悦的状态下，我们会觉得时间过得很快，可能形成心流体验；在比较消极的情绪状态下，我们则会觉得时间过得很慢。良好的学业情绪体验能够扩展学习者的视野，提升发散性思维，让学习者形成全局的把握和掌控力。

情绪和动机也密不可分。简单来说，动机就是驱动个体为了得到奖赏或者为了逃离/避开惩罚而做出努力的因素。因此，从学习的角度来说，动机可以看作驱动个体为追求某些学习目标而努力的因素，而情绪则是个体获得/未获得目标或者受到惩罚后产生的一种状态。显然，只有当我们能够从学习中体会到快乐和成就感，有充足的内在动机去主动学习，同时又能获得积极的反馈，我们才更可能达到最佳的学习状态。

在本章中，我将聚焦于与学习过程相关的情绪问题，探讨如何通过培养自己的情绪力，让学习变成一件积极快乐的事，一件让我们愿意主动去做的事！

学业情绪

　　学业情绪是情绪的重要领域和范畴，它特指在教学和学习过程中与学生学业相关的情绪体验，包括高兴、厌倦、失望、焦虑和气愤等。积极的情绪有利于构建和谐的师生和同伴关系，也能让个体在学习和就业环境中体现出竞争性优势。学业情绪既指较长一段时间的情绪体验（比如，在为中考或高考准备的过程中以及考试取得成功或失败后的情绪体验），也指面对平时的课堂学习或作业练习等具体任务时的情绪感受。2019 年，佩克伦（Pekrun）首次提出了学业情绪的概念，并构建了学业情绪认知 – 动机模型、社会 – 认知模型以及最新的控制 – 价值理论。事实上，控制 – 价值理论与人们的归因模式以及当前比较热门的"成长型思维"有密切的关系。

　　学业情绪的"控制"和"价值"两个维度是指学习者本人对自己的学习行为和成就结果的主观控制以及主观价值的感知。具体来说，如果一位学生有较高的主观内部控制，相信自己在未来的某项考试中能够取得好成绩，那么就更容易预测自己会成功，心情也比较放松。然而，如果缺乏内部控制，那么对失败的期望会比较强烈。从主观价值维度看，如果学生评价将要进行的一场考试对他很重要，但也可能会失败，那么就会体验到焦虑。主观价值的感知与个人的成就动机密切相关。一般而言，当主观价值的重要性凸显时，学习者的动机水平较高；如果主观价值（或错误感知到的主观价值）不高，学习者投入学习的热情就不高，动机水平也会较弱。当然，对于价值的主观评判和合理化解释，会调节动力（动机水平）。比如，对于一门选修课的学习，如果学生觉得可有可无，那么其动机水平就会下降，反映在行为表现上可能包括迟交作业或者多次旷课等。

除了以上对未发生事情的预测，控制－价值理论也可以应用在事后的回顾和心理复盘上。比如，没有得到预期的成功让人失望，预期的失败没有出现让人惊喜。如果成功或失败被认为是与个人相关的原因造成的，就会诱发骄傲或羞愧情绪；然而，由外部原因（环境或不可控的他人干扰等）带来的成功或失败，则会激发感激或愤怒情绪。按照佩克伦的理论，学业情绪及其前因与后果之间存在循环的关系，总体上积极学业情绪与成绩（绩效）呈正相关，消极情绪与成绩（绩效）呈负相关。此外，学业情绪还会通过影响学习策略、自我调节的方式以及学习动机等，进一步影响学业成就。

通过构建家校合作支持环境，包括良好的教学设计以及适宜的学习环境，能够激发和维持学生的学习兴趣和内在动机，促进快乐健康的学习和可持续的学业成就。此外，在情绪认知和个人情绪管理中，关键在于建立和拥有自己一贯的价值体系，并时常核对坚持，这样才能够最大限度排除来自个人和外部环境的干扰。

1928 年，美国的威廉·马斯顿（William Marston）教授在《常人之情绪》（*The Emotion of Normal People*）一书中提出了 DISC 情绪理论原型。这里，D 是指 dominance（支配），I 是 inducement（诱导），S 是 submission（顺从），C 是 compliance（服从）。DISC 最初用于定义人类的主要情绪类别，马斯顿教授认为，"正常的情绪是能够带来效率的情绪"，人们应该找出情绪反应背后的原因，弄清楚情绪的运作机制，从而使自己能够持续拥有"正常的情绪"。DISC 系统现在可能是世界上被采用最广泛的情绪测评系统。马斯顿教授认为，传统的教育方式都是"D+C"的模式，是一种试错法或经验学习法，会让人有挫败和痛苦感。因此，在学习方式上，马斯顿教授鼓励人们使用"I+S"的方式，即"循循善诱、因势利导"。这种基于情感导向的教学方式是令人愉快的，能够激发人们的学习热情。在企业的应用上，DISC 已经发展成为一种有效的行为风格测试工具，用于测评和帮助人们改进行为方式和促进团队合作。新型的 DISC 将人的个性分为四种类型，分别是 dominance（支配）、influence（影响）、steady（稳健）和 compliance（服从）。然而，该测评体系重在挖掘个人的潜力，鼓励人们充分认识和接受自己的天赋。

情绪力练习 1：制作自己的心情指南针——情绪六面体

很多老师都习惯在自己的办公室门口贴上一张圆形的、简易的指示牌。这些指示牌的作用主要是提醒来访者当前时段办公室主人的工作状态，如上课、会议、出差，等等。

同理，如果我们能够用类似魔方的六面体，在适当可见的地方，展示自己当前的一天或几天的情绪状态，或者在自己的笔记本上用自己熟悉的方式贴上情绪颜色标签或记号，实际上也能起到一定的提醒作用，并且能够监控自己的情绪水平，促使自己做出必要的调整和改变。

内在动机驱动的学习

一个人在快乐的心境和情绪状态下，能让大脑在没有压力的情况下更好地发挥注意和记忆的功能，甚至能够进入忘我的"心流"状态。这种积极情绪主要是由内在动机激发并维持的，简单而言，就是从"要我学"转变为"我要学"。

学习的动机很容易受到外部动机的激励和影响，包括分数、正向和负向的强化、来自他人的肯定和赞扬、评价或意见。在升学压力的背景下，朋辈之间的社会比较以及学业成绩比较是不可避免的。这些都是来自外部的影响因素，外部动机的影响不太稳定，但是力量强大。比如，一个学生的学业竞争压力可能来自好几位小伙伴，"竞争对手"是谁或他们的成绩如何是不确定的，但无论如何，这些潜在对手的存在始终是无形的压力，甚至可能压得孩子喘不过气来。

内部激励因素包括好奇心、兴趣、关爱以及价值观的坚持等，这些可以统称为"内部动机"。内部动机的力量也较强大，但与外部动机相反，它的激励作用相对稳定。如何从外部动机过渡或转化为内部动机，事实上包含在更广泛的内化过程之中。这里的内化过程，指个体如何从没有动机，到被动地顺从，然后到主动地、积极地投入。比如，青少年在学习的早期阶段，可能不尊重师长的权威，拒绝完成作业。然而，当他们对学科渐渐发生兴趣，感觉自己能够完成任务时，就会变得投入一些，产生内在动机去上课，完成课业并开始尊敬学校里的老师和其他人物。当与他人的比较（外在动机）不可避免时，通过"内化"建立自己内心的榜样和标准，然后进行自己与自己的纵向比较，激励自己的点滴进步，形成正向反馈和强大的自我效能感，这样内化的结果会带来更多的坚持和更积极的自我感知，以及高质量的参与。

有一个故事说明了外在动机如何弱化了内在动机的作用。在一个安静的巷子里住着一位老人，这份宁静在一个午后被破坏了。四个顽皮的孩子发现在老人家的附近有几个铁皮桶，就像踢足球一样来回嬉闹玩耍，妨碍了邻居和老人的休息。老人想了一个办法，在一个午后，等孩子们像往常一样来踢铁皮桶时，老人让他们暂停一会儿，说他们踢得不错，并给四个孩子共1美元的奖励。第二次，孩子们继续来，老人说最近经济紧张，这次只能给 0.5 美元。第三次，孩子们继续来，老人说手头没有多余的钱了，不能再给他们奖励了。后来，孩子们再也不来踢铁皮桶了。这个故事说明，一开始孩子们是因为天生的兴趣来玩耍（虽然没有考虑到影响他人休息等社会公德规范），然而最终外在动机（金钱奖励）明显弱化了内在动机，造成特定行为的退化和消失。

因此，外在动机激发的行为总是对应着特定的结果，比如实际得到的奖赏或肯定；换言之，如果一个人发现学习并不愉快或毫无乐趣，那么他很可能需要外在动机的力量来维持。内在动机主要来自个人的兴趣和爱好，即自己找到学习的意义感和兴趣所在，而非基于好或坏的结果。内在动机反映了人随时准备探索和学习的健康心理状态，它对人的身体、认知和社会发展非常重要，是人们成长和获取知识的前提。

内在动机驱动的力量主要体现在人的适应力（成长力）、好奇心和联结力三个方面。

适应力

学习的过程，首先是使自己能够适应和跟上快速变化的世界的过程。通过努力，我们的思想会变得更强大，内心更富有，就像锻炼身体使人变得更强壮一样。学习是一个长期的艰苦的过程，但是在学习过程中收获的喜悦和自尊能够维持学习的动力并增进学习的能力。真正的适应力不是自欺欺人去完成重复的劳动，而是对新的问题和情景具备举一反三的能力。

学习事实上是一个逆流而上的行为。适应力中也包含了抗逆力，即我们平常所熟知的"逆商"。抗逆力是指当个人面对逆境时，能够理性地做出建设性、正面的选择和正确处理的能力，能够引领个人在恶劣环境下，合理处理不利的条件，从而产生正面的结果。抗逆力的培养和形成是取得成功的重要力量。逆境不管是有意或无意形成的，其最大的影响是打断、阻止人们对目标的探索和追求，让人们主动放弃继续前进的道路。逆境来自多个因素，包括家庭环境（社会经济地位）、学习的条件和本人的意志力原因。抗逆力决定了一个人、一个家庭乃至一个国家的生存和发展的命运。

以学习为例。学习过程中挫折感的形成，与学习的目的性缺失以及无法形成持续的、正面的自我效能有关。学习的过程本身是目标驱动的、循序渐进的过程，有时学习者本人操之过急，设立了一个宏大的、遥不可及的目标，在实施的时候就会非常吃力。这时如果想要放弃，就是一种自我否定，给自己预设了一个不成功的标签；如果继续坚持，体力和心智可能都跟不上。因此，抗逆力作为适应力的一种特殊情况，需要以设置一个合理的、能够预期分阶段实现的目标为前提。

好奇心

好奇心驱动我们积极地去发现问题和解决问题，从表面的问题和现象出发，深挖背后的机理。因此，家长和老师都要鼓励孩子进行深度的学习。在研究生的培养和教育中，我总是要求学生们在上位概念（比如关于"时间感知"的基本理论）之下，深挖各种研究取向和方法，包括行为学、现象学、哲学以及认知神经科学的观点和主流学术代表人物，多提问，敢于提问（比如直接向学术大咖提问），探索冰面之下更广阔的学术生态和领域。这种好奇心事实上可以泛化到我们生活和工作的各个领域。其中，任何一项科学研究项目的立项都要问一个问题，即申请的项目的新颖性体现在哪里。这是评审专家和申请人共同关注的问题。

记得在一次本校化学学院主持的报告中，学院邀请了斯坦福大学的鲍哲南博士来讲授关于人工皮肤的主题报告（与可穿戴式触觉相关，2021年诺贝尔生理学或医学奖得主关于触觉受体分子的工作也和该领域有关）。当时我走进报告厅的时候，已经是座无虚席，找不到可以安心入座的位置。然而，这倒给我创造了一个良好的机会，我能够坐在阶梯教室的过道上，近距离接触报告人和主持人，因为位置正好在鲍博士的旁边（她正在候场听主持人的介绍）。在这个报告开始前，我已经做了预备工作，查阅了鲍博士的主要论文，并产生了一些非常想得到解答的问题。我琢磨着后面可能没有机会提问了，于是趁着讲座开始前间隙，赶紧问了她三个事先准备好的、非常感兴趣的问题。她非常专业地一一做了解答，虽然报告的具体细节仍未展开，但我觉得已经非常有收获了，自己的好奇心得到了回应。相信这种好奇心驱动的学习方式能够对真正发现新的知识、构建良好的学习方式有积极的帮助。

联结力

联结力反映了学习的意义感，即主动思考和挖掘当前的学习和以往的知识或经历存在什么样的联系。在这种心智模式下，学习会更有成就感和收获感，这方面恰恰是很多教学活动或教学设计所缺乏的。特别是对于一些学科知识或技能的学习，如果能和自我相关的认知加工挂钩，则能极大地促进记忆和学习的连贯性，学习的过程可见，动力也更足。比如，我家大宝参加小提琴的学习，他的老师也一直强调其动作的规范性，将每次课前的练习和上一次的练习进行比较和点评，这样他自己也会有切身的体会，认识到实在的进步。

联结力也体现在基于良好人际关系的合作学习。情商高的孩子，在处理个人学习和同伴关系上会有管理的智慧。一般来讲，个人学习与团体合作以及人际关系的维持，表面上看存在一定的矛盾，特别是对于孩子而言，这个问题非常现实。如果他们和同伴一起玩耍或花时间帮助别人，自己的个人学习时间看似就被占用了。但是，在孩子成长的各个阶段，都需要有特定的"贵人"的帮忙，所谓"听君一席话，胜读十年书"。如果孩子和家长只是埋头单干，没有参加或主导必要的社会交往，这些机会就很难自动出现。

此外，向有成就的成功人士学习，是学习的一个重要途径。所以，我们鼓励孩子主动打招呼，认识同伴，避免产生自负和某种程度的自闭，甚至人际关系的矛盾，以创建良好的人际支持环境，也能培养孩子人际合作的能力。我记得自己在上小学的时候，就担任学习小组组长，放学后会积极地在同学家中互助学习语文。不过，家长也需要避免为了维持孩子的"朋友圈"去做无谓的甚至低效的努力，也不要迫于规范和同伴的压力而维持低质量的友谊关系，给自己和孩子带来不必要的心理负担；在特殊情况下，需要及时"止损"，就像孟母三迁的故事启发我们的那样。

学习中遇到困难怎么办

我们难免在学习过程中遇到困难和挫折。我在心理学研究方法及编程课程的教学中，发现历年来同学们的难点不在于学习具体的知识点，而是"畏难"情绪本身。比如，对于一个随机化的数列生成和排序问题，虽然学生对其概念的了解没有问题，但在具体调试程序代码时，因为使用不恰当的函数或者数据类型构造出了问题，很可能会导致程序无法执行。这种挫折是比较常见的。

在面对学习中的困难时，我们最需要的是心理韧性，也有人称之为心理复原力或抗逆力。概括而言，就是"胜不骄、败不馁"，重要的是情绪的稳定性、可控性和灵活性。很多时候，我们缺的并不是一个完美的计划，而是能把一个普通计划持续做完的毅力和决心。心理韧性是一种可贵的心理资源和能力，反映了个人灵活的认知策略调整能力和在逆境中绝地逢生的能力。以上面的编程学习为例，如果能够把所遇到的困难问题进行认知分解，即确定自己在哪个特定的步骤上有知识漏洞（比如数据的类型、随机的过程以及输出的数据保存，等等），那么就可以有的放矢地进行强化练习，直到对每一项具体的知识点和技能都掌握得非常熟练，从而积累从学习中获得的效能感，锤炼心理韧性。

排除环境中的不良情绪干扰

人际互动主要传达的是情绪信息。研究表明，与我们有情感联系的人更容易与我们产生身心的交互反应，即情绪容易流动。一个学生长期和一个抑郁的室友在一起，很可能迟早也会表现出情绪低落的状况。在家庭中，亲人之间的情绪传染可能更严重。因此，情绪调节能力的一个重要方面是排除不良情绪的干扰以及主动屏蔽情绪传染。有以下几个方面的建议可以帮助我们主动排除不良情绪的干扰。

首先，不做情绪的传染源。对于不确定的事情或消息，家长需要刻意教导孩子不去传播，以免给自己和同学带来不必要的恐慌。特别是在网络信息发达的时代，不正确信息的蔓延和传播会带来集体的甚至是无意识的焦虑。比如，曾经有人谣传关于新冠疫情的不实消息，弄得人心惶惶；如果自己强迫性地每天去看疫情的消息，也会给自己带来不必要的焦虑情绪。因此，我们需要养成主动过滤信息的习惯，以免信息带来情绪干扰。此外，在工作节奏日益变快的年代，人们容易产生情绪外化的现象。比如，工作上的压力引发的情绪反应，很可能在家庭生活中爆发出来；反之亦然。遇到诸如此类的情形，不妨刻意告诫自己动作慢一拍，避免外显的"情绪转移"。试想一下，如果家长从职场回到家后，因为工作上的不顺利而闷闷不乐或者情绪爆发，就会给孩子带来先入为主的印象，阻碍亲子交流，甚至会影响孩子的学业兴趣和学业成就。因此，家长需要尽量做到不把工作中产生的负面情绪带回家，给孩子营造良好的家庭氛围。同时，家长如果能够恰当面对和处理情绪问题，言传身教，做好榜样，这也是给予孩子的最好的礼物之一。

其次，提升自己对负面情绪的免疫力，把自己变成负面情绪的绝缘体。在分辨情绪信息的重要性和紧迫性程度的基础上，可以分别采用"放 – 管 – 服"的策略。

第一，如果消极的情绪对当前的学习或重要的认知活动（比如开车）影响不大，那么就先"放一放"。一个人的不良情绪体验是可以维持相当长的一段时间的，短至一周或一个月，长至一年。想要完全排除不良情绪的可能性比较低，但如果每每想到不开心的事情放不下来，就会继续背上沉重的心理包袱。因此，告诉自己先

"放一放"，在学习的时候或者正在忙的时候，将自己的注意力转移，尽量完全投放到当前的任务上，主动摆脱使自己产生不良情绪的情景性因素（比如导致情绪产生的相关或相似地点等）。

第二，可以试试"管一管"的策略，这主要是运用情绪分流的技术，既可以针对自己也可以应用到他人。这种策略事实上是一种"认知-情绪"的调节方式，即承认情绪问题的存在，但改变自己的看法，不让情绪的影响越界干扰自己当前的行动；针对他人的情绪诱导，及时通过语言规劝和离开等办法，避免自己深陷不良情绪的影响；或者给自己一个奖励，在完成一项艰巨的任务（比如考试结束）后，找个好一点的餐馆就餐犒劳自己。以上都是主动的情绪调节策略和方法。

第三，如果以上方法都不能奏效，就可以暂时服从，不过这种办法是属于积极的接纳，即承认在当前的一段时间内，自己无法脱离"坏"情绪的影响，但可以通过诸如正念呼吸等方法让自己放松下来，与情绪体验和平共处。事实上，能与情绪好好相处，反映了一个人的定力和情绪掌控力。当进行正念呼吸的时候，可根据自身的状态采取平缓的呼吸或采用幅度较大的腹式呼吸，以让自己快速安定下来。如果时间允许，建议大家养成每天慢跑半个小时的习惯，能够促进积极情绪的产生，并且提升效能感。

情绪力练习 2：借用实物想象清理情绪

　　可以将一大摞书生动地想象成一桩不愉快的事情带来的情绪负担（压力），增加书本的数量是不良情绪的累加和升级，而减少书本的操作是给自己的情绪减负，我们可以尝试去想象把这些沉重的负担捧起来再挪走，即将不好的情绪（以及对应的固着的想法）放一放或及时抛出去。

　　除了不做情绪的传染源以及提升自己对负面情绪的免疫力，我们还可以主动传递良好的情绪。试想一下，在现代生活节奏愈来愈快的条件下，人们越来越克制自己的情绪表达，虽然没有到述情障碍的地步，但往往也下意识地让自己"喜怒不形于色"。我们去买咖啡的时候，可以刻意尝试做一个实验：面带微笑地看着前台的服务生，并在拿到咖啡后道一句简单的"谢谢"，这可能对于双方来说都是一次愉快的交流和情绪体验，这样做并不需要付出多少认知代价和时间成本。因此，在日常生活中或与陌生人的临时社交场合中刻意传达良好的情绪气氛，能够避免无谓的情绪传染和心理消耗。

最后，在家庭教育中，情绪的表达和语言对话密不可分。家长要主动地、有策略地避免自己成为亲子关系情绪问题的"导火索"。这里建议大家不妨试试"以倾听为核心"的话语术。

第一，一定要找出一天之内或一周之内与孩子面对面交流的机会（哪怕由于各种原因不能见面，也应视频聊天）。举个我自己生活中的例子，我有不少与孩子的对话是从接孩子放学的那一刻开始的，不是到了家里才开启"正式"的对话。一是可能这时对话的契机更加随意一些，二是万一孩子有什么情绪问题也可以尽早发现，提前做好"心理台阶"的铺垫和干预，待到家时可以用更少的时间平复孩子的情绪，尽快进入新的、积极的情绪状态。

第二，在和孩子交流的过程中，应站在孩子的立场上努力（甚至是谦卑）地倾听，客观地进行事实的核对，给予共情的回应，表达对相关问题的关切。这些练习和实践不难，也不需要付出太多的代价，但能对情绪的传染和管理起到意想不到的良好效果。

第三，充分抓住和利用家庭相聚的时光，暂时关闭手机或远离手机。定期在家庭会议中，明确表达自己的感恩、赞许或书写感恩日记（特别针对青少年），讲述感人故事和事迹，潜移默化培养孩子的共情能力和换位思考的情绪觉察能力。

第四，家长可以定期和自己对话，记录心情日记。比如，找出一周中让自己不开心的时间点和事情，以及让自己比较开心的人、事、物，用简短的文字记下来。在一个人安静下来的时候，审视写在本子上的事情，然后再次回想当时的情景，用笔一一划掉与"不开心"事件所对应的文字，亦即告诉自己让它们过去。这种方式是在主动倾倒心情垃圾，非常有用。当然，也可以用自己特有的方式复盘一周的情绪经历，与自己和解。

情绪力练习3：心情对话

家人之间的心情对话的要点是就事论事，充分表达共情，必要时进行角色互换。

首先，鼓励对方说。比如让孩子描述当天他在校园里遇到的开心或者不开心的事情，并说出自己的感觉和评价，然后尽量以共情代入，观察对方说话的语气和表情，大致对对方情绪的正性和负性水平做个归类，了解隐藏在对方情绪背后的动机（比如对困难的回避等），并通过语气词回应、重复对方的关键表达片段，对其发言进行归纳提炼并寻求其确认。

其次，家长还可以与孩子尝试进行角色互换，让孩子站在大人的角度去思考针对同一件事（观点）的情绪反应。记住应侧重于欣赏情绪表达的正面之处，以及积极可取的、合理的地方，建立互信；对于明显不对的地方，从摆事实讲道理的角度去分析，不要针对孩子的性格（或缺陷）做批评，后者会激化矛盾，造成后续的对话障碍。

考试焦虑怎么办

最后，我们来谈谈家长和学生朋友们普遍关心的考试焦虑问题。

过度焦虑会带来人的注意力"狭窄"，甚至出现短暂的意识空白，比如对于一些明明平时会答的题目，突然回忆受阻，或者没有思路。这种焦虑的后果，也会出现在重大的工作汇报场合和体育竞技领域，产生"梗阻"现象。我曾在高中升学的政治考试中，由于过度焦虑，导致两道大题被自己的手臂压住，没有翻开作答，考试结束前的 10 分钟才猛然发现，心跳加速，浑身冒汗，已经不知道如何去作答了。还有一次，我主持一个专业国际会议，在开幕式上介绍参加的嘉宾时突然发生"舌尖"现象，愣是忘了前排就座的一位著名电视台台长的名字。这些"事故"，主要与我在考试或会议当时的心理状态或者前一天的焦虑有很大的关系。应对考前焦虑，主要的策略和应对压力的方式类似。缓解压力的一个有效的途径是做好预备（预习）的功课，比如，我现在深刻体会到，在主持活动前，一定要事先准备发言稿（哪怕是腹稿）；对于学科考试，强烈建议考前形成自己的思维导图，即在进考场前，在脑海里提前再过一遍诸多概念（考点）的逻辑联系，把握全局。

其实，焦虑并不总是会带来坏处，维持适当程度的焦虑水平有利于提升人的警觉性，激发潜能，从而取得良好的成绩。

在解决考试焦虑问题前，我们先要分析一下这种焦虑是状态焦虑还是特质焦虑。根据心理学的研究，状态焦虑是指在特定的场景和任务条件下，比如在某项重要的考试和活动时，会出现的短暂的焦虑状态；特质焦虑更指向一个人的心理素质，可能与抑郁症直接相关，源自对自己极度的不自信，或者对于学习提不起兴趣，认为目标遥不可及。你需要判断自己的焦虑是暂时的，还是维持了相当长的时间。

如果只是在考前状态下才出现的焦虑，那么家长和孩子在认知上需要接受这个正常的事实，并且合理化这个焦虑。当感觉焦虑的发生不可遏制时，不妨聚焦于具体的问题，将它们在纸上写下来，完成一件就划掉一件，这样，专注力就被放在事情的完成度和完成质量的评价上，减少了让焦虑情绪发展的空间。同时，平时应留心积累成功解决问题的经验，注意体会成功的喜悦和成就感（自我效能感）。告别完美主义的思维模式，也有助于缓解焦虑情绪。一般完美主义的人会经历从初期的完美定向到中途的拖延，最后发生心理瘫痪（任务彻底完成不了以致干脆放弃）的心路历程。所以，建议大家减少固着的期待和强迫性意识，争取与自己以往的成绩比较，不刻意去和他人比较。

如果你发现自己属于特质焦虑，那么就要积极寻求帮助，掌握必要的情绪调节策略了。人的气质无好坏之分，但性格有优劣之说。如果你发现在相当长的时间内，自己对学习或生活忧心忡忡或毫无兴致，就说明你很可能需要积极寻求外界的帮助，主动调整自己的生活方式，比如找一两位知心朋友谈心，多去公园等开阔的地方散步。同时，一定记得从正面考虑问题，用多种方式去记录自己的点滴进步，给予自己定期的奖励：比如，每一次找不同的公园去打卡、找一家喜欢的小餐馆吃饭。

当然，耶基斯－多德森定律也告诉我们，维持适当的、中等的焦虑水平，能够促进你的实际水平的发挥（见图 5-1）。这种中等水平的焦虑，亦被称为"好的焦虑"。因此，当我们觉察发现自己完全能够胜任任务的体量和难度时，需要主动给自己加码加压；然而，当发现自己力不能胜，感觉"压力山大"时，就需要及时减压，科学地分解任务。任务和目标设置的合理程度，与个人的焦虑水平以及实际的工作和学习效果休戚相关。

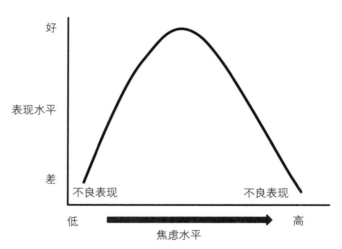

图 5-1　关于焦虑水平和表现水平关系的耶基斯 - 多德森定律

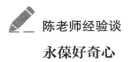

陈老师经验谈
永葆好奇心

前文谈到的适应力、好奇心和联结力，都是由"心"而发的力量，主要与学习者本人的内在动机（或者说内在驱力）有关。经常有朋友问我工作压力大不大，以及是否焦虑，我认为这是一个伪命题。在高校工作时间节奏很快，而且需要快速精准地响应，才能完成规定的任务。如果只是疲于奔命，应付外部的要求，那么这些工作对于自身就是一种身体和心灵上的消耗；然而，如果我们转变思路和看法，正视自己的努力和价值观，保持主动学习的习惯，在对待科研和工作上的问题时永葆好奇心，那么就能从外部社会比较以及衍生的焦虑中解放自己，取得相应的成果也将大概率变成水到渠成的事情。

我在读硕士的时候，有一次需要报告阅读的文献，部分文献的主要内容至今记忆犹新，是关于学习动机的分类和实证研究的。文献指出，对于中小学生而言，很多学生往往会用"表演性的学习"（表现导向）来应付检查或者求得与家长和老师们之间暂时的"和平"，而真正有动力的学习者（主动学习导向），是真正对知识有渴求的，永远保持对新鲜事物和科学问题的好奇心，并且主动发展联结力，寻找和创造有利于学习的资源和支持环境，这样的学习策略是由内在动机驱使的，也必将产生较好的学习效果。

小结 ||||||||||||||||||||||||||||||||||||||||||||||||||||||||||||||||||||||||||||||||||||||||

1. 好的情绪习惯能够帮助我们成就更大的目标，激发创造力；情绪管理主要体现在保持情绪的稳定性和可控性。

2. 情绪会影响诸多的大脑认知能力，包括注意力、记忆力和元认知能力等；因此，需要保护、调适并管理自己的情绪。

3. 学业情绪是指在教学和学习过程中与学业相关的情绪体验，与学习者本人对自己学习行为和成就结果的主观控制感以及主观价值感有关。积极的学业情绪有利于构建和谐的师生和同伴关系，也能让学习者在学习和就业环境中体现出竞争性优势。

4. 内在动机引发的学习驱动力是适应力、好奇心、联结力等综合能力的体现，可以构建良好的学习支持系统，培育终身学习的能力。

5. 在面对环境中的不良情绪干扰时，可以从以下三个方面应对：首先，不做情绪的传染源；其次，提升自己对负面情绪的免疫力，把自己变成负面情绪的绝缘体；最后，主动传递良好的情绪。在家庭中，可以使用"以倾听为核心"的沟通方式互相表达情绪。

6. 焦虑并不总是会带来坏处，维持适当程度的焦虑水平有利于提升人的警觉性，激发潜能取得良好的成绩。如果是针对考试等特定事件的状态焦虑，除做好充分的准备工作外，还应将注意力放在事情本身的完成上，告别完美主义的思维模式，减少让焦虑情绪发展的空间。如果是长期的特质性焦虑，那么建议积极寻求帮助，掌握必要的情绪调节策略。

第 6 章

环境力：打造高效
学习空间

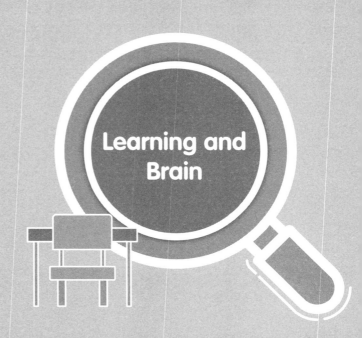

Learning and
Brain

　　乔纳斯·索尔克（Jonas Salk）是研发小儿麻痹疫苗的美国实验医学家，在建立与自己同名的研究中心时，他要求建筑师将所有实验室的天花板增高到 3 米，高于一般实验室空间高度的平均值，即 2.4~2.7 米。这个高度的空间，似乎有助于研究员提高创造力和研究的专注力。在这个中心工作的五名研究员后来获得了诺贝尔奖，接受采访时大多提到了"天花板的高度"是获奖的原因之一。

　　从上面这个故事，我们可以看到人们所处的物理和心理环境，能够促进或者制约创造力和专注力的发挥和发展。因此，学习者需要一个有张有弛的、舒适的学习空间，有助于集中注意力，又能给自己留出思考和创造的空间。

提高学习效率，从改变学习空间开始

　　我们需要有一个安静而舒适的地方，作为必要的学习工作空间。学习的物理空间和人的心理内部空间存在天然的感知对应。当一张书桌被杂物堆满的时候，我们就没有更多的空间用于摆放与学习相关的物件（书本和笔记等）和设备（电脑），留给我们工作的空间会非常受限。同样，我们的工作记忆容量也非常有限，一个特定的时间点只能处理或学习一项特定的内容，所以必须排除无关的外界环境（包括家具和物品布置）的"侵占"对工作记忆的干扰。

外部空间的秩序感能够非常显著地影响学习者的内心秩序感。一张比较杂乱的书桌会在很大程度上带来内心的混乱感，不能使主人安静下来读书或工作。当然，也有反例——如果个体已经在内心建立了对外界物品和任务的秩序感，那么看似杂乱的桌面（包括书桌的桌面和电脑桌面）和摆放在上面的学习和工作文档等，就已经在个体的大脑里经过了"编码"，他就能从外表杂乱的桌面上迅速找到所需的材料，这时刻意整理或清理桌面反而会起到副作用，比如找不到急需的文档了。美国前总统戈尔、大科学家爱因斯坦、苹果公司创始人乔布斯、作家马克·吐温等都在看起来乱七八糟的桌面上办公。对我个人而言，我采用的模式是动态清理：原本整洁的办公桌面，为了一个特定的写作任务，可能一下子变凌乱了，但完成任务后我通常都会马上整理，让桌面回到原来的清爽状态！

由于人的"具身认知性"（见第 4 章），环境线索和空间布局既可以阻碍人的认知，又可以促进人的认知。比如，在小班讨论课上，书桌摆放成环形的结构，可便于学生面对面交流讨论；相反，如果在一个大的教室中，少数学生三三两两隔开很远的距离则无法进行有效的讨论。

学习空间布置的六项原则

接下来，我将从人类工效学的角度，说明提高学习效率所需的学习空间布局和学习环境设置的主要原则。

原则 1：学习物品在伸手可及的范围内

一般而言，学习的物理空间需要限定在人的近体空间范围之内（1.2 米左右），这样可确保学习者有足够的伸展空间，便于伸手够到学习所必备的用品（教材、纸笔甚至是休息时使用的水杯）。

学习空间又可具体分为三个区域（见图 6-1）：

- 第一区域，前臂覆盖的重点区域；

- 第二区域，整个手臂覆盖的区域；

- 第三区域，弯曲或伸展身体所及范围。

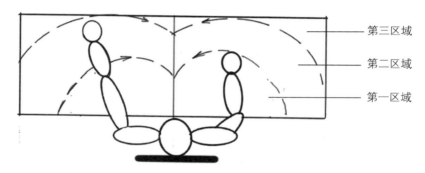

图6-1　学习空间的可达性手臂界标（俯视图）

　　在集中学习的区域（第一区域），尽量不要放置与当前任务无关的物品，一来方便书写和使用电脑键盘，保证学习相关工具的可得性和易用性；二来防止分心干扰。在整个手臂覆盖的区域（第二区域），主要与阅读活动以及艺术创作（如作画）有关，如阅读时可以伸手取到书架上的书。在第三区域，因为涉及身体的伸展运动，所以是劳逸结合休息时进行简单肢体运动所需的空间，也可以是为互助合作学习小组讨论所预留的活动空间。

原则 2：学习空间的设计和布置应让学习者"很快进入学习状态"

图 6–2 所示的例子是我家大宝的书房桌面，看起来还算整洁，但与整理收拾后的情形（见图 6–3）做对比，可以看到两处显著的不同。在整理前，在桌面的正前方是他比较喜欢的空瓶子，这会给他的注意和视线带来干扰，因此，我建议他挪走这个瓶子；另外，三本字典在整理前的摆放方式是写有书名的书脊朝里，我建议他调个方向朝外面摆放，一来便于需要时决定选取哪一本查询，二来便于取出的操作。

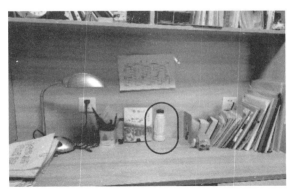

图 6–2　书房桌面整理前

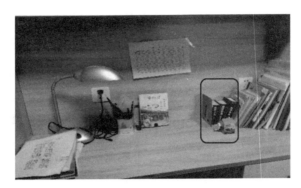

图 6-3　书房桌面整理后

原则 3：保证舒适性

学习不是一件轻松的事，所以更要保证学习环境的舒适性。选择座椅时，建议手托、颈托和肘托等辅助设施齐全，冬天的时候有合适的座椅软垫。如果用电脑，建议有电脑的升降支持（固定）装置，保持学习者的视线与屏幕中心齐平，保护视力。

原则 4：采用适宜的灯光

除了物理空间和入座的舒适性，灯光也很重要。对于环境光线的设置，建议房间的大灯光线柔和，而桌面上的小灯可使用节能灯，光照区域集中，光线的调节和人的生物节律匹配（目前有较多的智能调节亮度的灯具）。若使用荧光灯，则照明的时间不能太长，否则极易引起视觉疲劳。此外，也要充分了解学习者本人的视觉习惯和生理特性。比如，有一次我本想安排我的一位博士生在靠近明亮的窗户的工位就座，但该生不适应"眩光"，我随即根据其特点，将这位学生安排在一个靠墙的、光线可控的位置。家长在布置孩子书房的灯光环境时，很有必要问下孩子是否适用，以及是否需要做必要的调整。随着季节变换，有时也需要微调照明条件，避免可能的"视觉情绪"（比如，在冬天光照减少，易发抑郁情绪）。

原则 5：控制学习空间中的噪声

与学习空间的视觉条件相比，环境噪声的控制不太容易。我们都知道人可以闭眼不见，但很难闭耳不听。我家靠近机场，因此，装修时特意为孩子房间的窗户选用了双层玻璃，期望在学习时尽量隔离可能的噪声。有经验的家长需要关注并关闭房间内一些暂时不用的电器，比如空调、投影设备和电脑，避免电源噪声。在执行一些对认知负荷要求较高的任务时，比如读写和小组讨论等，建议不播放抒情性的背景音乐，但可以是无歌词内容的轻音乐。

原则 6: 保证学习空间的温度在 23℃左右

研究表明，在通风良好而且温度可控的房间里学习和参加测试的学生，其测试成绩表现更好。太闷、太热或者太冷的空间，都会对学习造成不利的影响。环境温度可保持在 23℃左右。人体最适宜的环境温度为 21~25℃。

重新定义学习空间

提到学习空间，你会想到什么呢？是教室、图书馆、书房吗？在信息时代，我们需要重新思考和想象学习空间。

我们都已经习惯了"教室与铃声"的教学楼结构，然而授课和学习的活动，不应该受到具体的建筑物的限制。如果能把教室或家庭的书房都视作一间学习工作室，那么我们对学习空间的设计理念会有革命性的创新。这样就可以构建出多种多样的学习空间形式和功能。

私有学习空间

私有学习空间，是指自己私人拥有、最适合自己学习的、相对固定的空间。这个空间不必很大，但一定是自己可以掌控的、最具安全感和舒适感的学习场所。

在单位里，我曾经看到同事的办公空间就是鱼缸后面一个狭小的地方，或者就是过道里的一个隔间（可能是扩招研究生以后空间太紧张了）。一般而言，这个空间可以是自己的固定办公室、公司或单位的工位，或图书馆以及对外营业的公共空间里相对固定的一个座位。当然，如果一位同学经常去一个咖啡厅预留的位置学习，也可以将这个位置定义为私有学习空间。

私有学习空间的一个直接好处是给予学习者本人拥有感，减少不必要的重置成本（换一个地方后重新配置学习用品的成本），这对于认知的适应和快速进入学习状态是非常重要的。一个人的私有学习空间可以有多个，比如家里的书房以及单位的办公室。在网络办公时代，私有学习空间也包含了自己的私有网络存储空间，以及云平台里的个人工作账号和文档内容。

对于孩子而言，私有学习空间的重要性不言而喻。孩子的成长过程是逐渐和父母分离的过程，他们的空间拥有感和归属感也会逐渐上升。为孩子创造条件，设置独立的学习和活动空间，有利于孩子的健康成长和高效学习。

共享学习空间

在认知神经科学研究中，关于多感觉通道信息加工有一个基本的原理，即不同来源的信息必须在一个特定的空间汇聚并得到加工，才能产生整合的效果，即认知闭合。这个原理说明了共享学习空间的重要性。有时，与他人进行充分互动交流的学习比一个人埋头苦学更高效。在共享学习空间里，所有人的感官体验（包括视觉形象和声音信号）都汇聚在一起，得到充分的展示表达和相互感知、理解。

如果我们把每一位家庭成员看作上下一辆公共汽车的乘客，那么家里的某个特定房间或区域就是这辆公共汽车。这个空间可以是父亲的书桌、餐厅的餐桌或母亲准备餐食的区域，可以是放置大人或小孩都可以愉快玩耍的蹦床的地方，也可以是家庭黑板所在的公寓进门处。

首先，这个区域一定是所有家庭成员都能自由出入、深度交流和共同学习的地方。比如，父母可以把一周或一天计划要做的事情写在家庭黑板上，孩子可以展示自己的读书笔记或心得，甚至用无尘粉笔创作一幅画，供家人欣赏（也供孩子自己反思改进）。除了共享的功能，这样的空间设计还包含了探索和表现的元素。还是以家庭黑板为例，在这个特定的区域，孩子们通过书写和绘画充分发挥想象力和创造力，有无限的探索可能性。当然，家长和孩子都可以在这个小小的空间和平台上展示自己的思路、灵感和成果，共享家人们的进步，我认为这是理想的家庭教育方式和形态。从共享空间的生态效度和认知意义上看，它和打造孩子的私有学习空间并不矛盾。孩子在专属的、封闭的空间里培养独立的、专注的学习习惯，能够最大限度地集中精力学习和完成作业；同时，如果希望孩子的大脑灵活持续地思考，就必须提高他们对事物的描述和表达（包括自我表达和对他人表达）的能力。培养这种沟通能力要求孩子必须走出自己的封闭空间，来到家人们经常聚集的地方——共享空间，与家人们沟通和分享自己的心得和思路。因此，私有空间和共享空间可以共同构筑"教育空间"，两者的共同在孩子的认知锻炼和健康成长中发挥作用。当然，在具体设计时，需要巧妙地在私有空间和共享空间之间设置过渡区域，或既有连通性又有灵活性的隔断，比如设置屏风、推拉门或半透明的玻璃门窗等。重要的是，需要在不同的空间设置特定的标识，给来访的客人或家人以明确的提醒。

对于成年学习者，学习工作室的存在催生了形式多样的合作性、共享性学习，对学习者而言，那里是进行愉快和舒适的学习的地方。因此，在布置学习工作室时，建议多采用组合式的家具，以方便改变空间的布局和用途。当进行团体课时，可采用矩形的课桌排列；在开展小型讨论时，可将桌椅重新布置成环形或圆形，便于面对面的学习和讨论。椅子或课桌应尽量是可收纳式的，这样在临时的会议等场合布置空间会非常便利。同时，建议配置涂鸦或书写空间，比如设置一个白板用于随时记录和展示自己的想法。如果空间紧张，可以用功能复用的原则设计空间。我曾经工作过的一个办公室，因为空间有限做了玻璃门隔断；同时，这个隔断由四个磨砂玻璃小门组成，我将它们作为画板，和学生在上面书写实验方案等。当然，在在线工作和会议越来越普遍的今天，共享空间也意味着在同一个网络平台上或空间内进行无缝对接的协作。

具有特殊功能的学习空间

我们对于学习空间总有一个刻板印象，即以为学习总是在一个相对封闭的空间里发生，并且主要是以知识的学习为主。其实，学习内容的形式是多样化的，比如运动技能的学习，这也相应地对学习空间提出了新的要求。特别是针对元认知能力等素质技能为主的训练，需要就地取材来构建灵活的、具有特殊功能的学习空间。

对于年纪较小的孩子，家长和教师可以根据孩子的学习项目对学习空间进行临时的改造和调整。比如，当孩子制作剪报时，可指导孩子在他原有的书桌上开辟相对较大的创作空间，并加设一只小圆凳，作为旁观者（父母）观察之用，从而构造较小但相对不拘谨的欣赏空间。又比如，为了训练孩子的数学认知和计算能力，可以专门开辟一个家庭室内数学区，摆放相关的数学教具（比如火柴棒），用于构建常见的简单几何图形和辅助代数运算；也可以放一个尺寸大小合适的白板，用于展示几何图片或数理推导过程。对于更小的孩子，还可以放置小的瓶瓶罐罐，用于练习计算数量，甚至可以摆放几本数学绘本，吸引孩子到特定的区域阅读并自动进入数学学习模式。

有条件的家庭可以开辟与培养特定学科素养配套的活动空间。比如在进行生物课程中的"小动物（昆虫）与我"这个活动时，需要准备培养皿和培养瓶，存放孩子在小区草坪上捕捉的昆虫，并用手机照片或文字记录昆虫的生活习性特征。如果孩子对蛐蛐感兴趣，我们可以在客厅的一角开辟一个很小的地方，用于放置瓶子等装置，并作为孩子的观察区。厨房、后院和浴室等都可以设置这样个性化的科学观察场所，比如构建关于学习细菌清除和保持日常健康卫生的区域。

虚拟学习空间

空间也可以是虚拟的。我们说一个人的桌面很乱，有时也可能是指他们的电脑桌面凌乱，需要整理。我们可以使用一键式操作软件，瞬间就把杂乱的电脑桌面归类并整理清爽，但这样做的坏处是我们很可能找不到自己的文件了。因此，一个可行的策略是及时整理电脑中的文件夹和桌面文件的排布，自行定义空间和内容归属区域，以便快速定位并找到自己需要的内容。

我经常在小红书等社交媒体上看到有达人推荐各种各样的App，说这些 App 能够更好地管理学习，提高时间的利用效率。然而，我认为，这些纷乱复杂的小程序，除非必要，否则通常会弊大于利。很多程序的运行都需要设置密码，不同的程序设置不同的个性化密码，无疑给学习者的工作记忆带来负担。同时，为了迎合各个 App 特定的数据和操作需求，学习者可能会在信息的统合上产生纰漏，顾此失彼。

现在，我们已经习惯了为讨论某个事项或推进工作而建立规模不等的微信群。每一个微信群实际上都是一个讨论或工作的空间。有些微信群是临时性的，有些是长期稳定的（比如单位工作群或学习群）。这些群一方面极大提高了沟通的效率，另一方面也存在结构松散、责任分散和"潜水"不发言等问题。此外，微信群等网络空间还存在文件信息的保存和索引困难等问题，这些都是虚拟学习和办公空间需要优化的地方，所以应结合传统的线下模式进行学习，最好要事先琢磨是否有必要设立群组。

虚拟学习空间理论上给学习者带来了无穷无尽的资源，但是对于学习者如何进行高质量的学习却提出了严峻的挑战。在这种网络信息资源可得代价相对较小的情况下，几乎每个人都变成了"收藏家"和信息达人，可以随时随地转发信息。然而，我们也因此陷入了"信息茧房"，即过分依赖虚拟空间提供的信息，包括碎片化的信息，并弱化了深入思考和分辨有价值的信息的能力。我强烈建议，在学习一些基础知识时（比如数论和编程基础），还是老老实实去买几本经典的教科书，可以边读边在上面做笔记，这样学习的效果比观看多个碎片化的、微课堂式的教学视频的效果好很多。

当然，有一些软件确实能够为我们节省时间，提高学习和工作的效率。虚拟学习空间所对应的载体（比如各种各样的电子阅读软件），如果能跨平台实现信息同步，就会极大促进工作和学习的效率。比如，我是京东读书的忠实用户，在手机和电脑上都安装了阅读器。下班后回到家，在手机上打开一本电子书就能追踪在办公室电脑上的阅读进度，不必从头开始翻阅。

利用五感元素优化学习空间

学习的过程是人们的五感（视觉、听觉、触觉、嗅觉、味觉）接收和转换不同形式的信息，并将它们存储在大脑中的过程，因此，优化学习环境中五感元素的配置与组合，在提高学习效率方面可以取得事半功倍的效果。提高学习效率的一个有效方法是全身心地投入体验"五感"。我们大脑体验到的幸福感很大程度上是感官输入驱动的。当我们对外界环境和景观有美好的体验时，应当第一时间"拥有"它，并在我们的知觉系统里放大这种感知效应，比如细细品味特定的味道和气味，然后将对它们的体验和感受纳入我们的感知系统（经验体系）中，最后将这些体验和已经激活的注意力系统进行深度的、有意识的连接，让其成为我们今后调用注意力的资源库。

在亚里士多德的时代，人们就把视觉文化看作高雅艺术，而把从嗅觉感官接收信息的方式看作庸俗的。事实上，通过不同感觉通道进行学习无所谓好坏之分，只是个体差异而已。视觉主导型的孩子主要通过看来接收信息；听觉主导型的孩子对录音或广播比较感兴趣，也容易接受和理解听觉呈现的内容；而动觉主导型的孩子，则喜欢主动地"摸一摸，动一动"的学习方式。

大家比较关心的阅读和写作能力的提升，就与五感的体验和培养个人的代入感密切相关。可以想象，一个感情比较细腻的同学能够对《荷塘月色》等名篇中的五感描绘感同身受，在写作时能够从视觉、听觉、触觉、嗅觉和味觉等不同感官体验的角度进行描绘，也能从隐喻联想的角度出发来发挥想象力。这样的孩子在写作时，脑子不会一片空白，自然也会觉得有很多可以说的。

此外，我们可以通过睡眠环境的例子来理解学习环境中的五感元素配置为何对学习效果有很大影响。我们都知道，想要有一个良好的睡眠，环境很重要。比如，需要有柔和的灯光和触感舒适的寝具，房间里有时需要布置散发淡淡幽香的绿植。这些五感元素的配置，事实上是对感官心理学研究中的联觉原理的实践。例如，为了准备工程心理学课程的教学，我曾经特意去了宜家北京四元桥店三次，观察和学习宜家展示空间中的整体感官设计。宜家设计的特殊之处在于，最大限度地构造了"五感"（视觉、听觉、触觉、嗅觉和味觉）的整体性。比如在寝具销售区，不仅设置了诗一般意境的睡眠空间，传递出良好睡眠所需的五感元素，而且可以让消费者用感官触及这些元素，比如触摸床上用品的材料，甚至让孩子自行设计自己的家居摆设。

学习环境中的感官元素配置与睡眠环境的设计大体相同（但要防止学习环境让人有昏昏欲睡的感觉）。五感的和谐配置应着眼于构建一个良好的心理环境。一个比较困难的问题是心理隔断和五感统合的平衡，即如何既能让学习者做到心无旁骛，同时又巧妙利用感觉信息之间相互作用的原理，来提升学习者的认知能力。以下是环境设计的指导性原则。

- 照明充足，但光线柔和，光线从正方向来，避免造成阴影遮盖。如果习惯于晚上学习，在使用电子书或平板电脑时，要注意它们对个人生物钟的影响。睡觉前使用发光的阅读设备会延迟入睡时间，进而破坏昼夜生物钟，抑制褪黑激素生成，减少快速动眼周期的睡眠量，导致第二天认知加工灵敏度的下降（特别是第二天一早）。

- 如果学习环境中有装饰性颜色，建议采用淡蓝色或淡绿色，可以促进思维活动；减少黑色、白色或纯棕色等色系的使用，这些颜色可能带来思维的压抑感。

- 环境安静，隔音效果好。特殊情况下允许有适当的噪声（比如刻意在嘈杂环境下训练听力）。

- 可以悬挂闹钟或放置简易的番茄时钟等用来提醒时间的物品。

- 墙壁保持干净，但可以粘贴时间计划表或目标榜样人物的图片。

- 摆放一瓶散发清香的鲜花（但你不能过敏）。合适的嗅觉刺激会使记忆更有效，不仅与嗅觉有密切关系的边缘系统会变得活跃，而且掌控高级认知功能的额叶也会一起变得活跃。相反，难闻的气味会使大脑陷入过度清醒和兴奋的状态，阻碍血清素的分泌，使注意力下降，导致学习能力变差。环境中的绿植有助于提高注意力、记忆力及工作效率。

在植物的影响下，成人的记忆力可以提高 20%（人造花可以为学习环境增添美好、宁静的气氛，但对于记忆的效果不明显）。

- 一把舒适的、有靠背和肘托的椅子（不建议用转椅）可以让身体感觉良好。
- 保留适当的运动区域，方便站起来活动。

需要注意的是，对物理环境的适应力，与人格上的敏感度有关。比如，高敏感型人格的学习者对环境中细微变化的觉知非常敏感，对自己的情绪反应和他人的情绪觉察也十分敏感。如果学习者对环境易感，那么稍显嘈杂的环境，或者家庭关系紧张的气氛等环境因素，都会对他们有明显的负面影响，降低信息加工的效率，进而妨碍正常的学习过程。

促进具身认知的学习空间

学习的过程是学习者自身与外部的环境或知识体系建立联结的

过程。因此，学习空间的具身因素或具身设计对于促进知识的学习和巩固意义重大。实验心理学的研究表明，当我们可以从身体层面上直接操作学习的对象时，我们在理解、推理和记忆知识（概念）方面会具有天然的优势。比如，让被试用左右手的食指分别指向电脑屏幕中出现的视觉刺激的方向时，特定的手指就和电脑屏幕的位置以及视觉目标对象建立了联结。在后续辨别和回忆时，使用手指配合的被试的表现比起单纯用裸眼观察而没有配合手部操作的被试好很多。

以下举例说明促进具身认知的学习空间设计原则。

- 需要有半封闭的空间布局，便于全身肢体的运动。这样，在学习一些物理概念（比如动量、扭矩等）时，可以动手比画，形象地理解和记忆；在阅读文本并进行动作表演和复原时，能够有相对富余的活动空间。
- 构建时间和空间概念的一致性。比如在电脑屏幕的下方或者写字板上富余的空间贴便利贴，位置在上的便利贴表示需要优先处理的事项或者先要完成的作业；位置在下的便利贴表示可以稍后处理的事项。

- 给家人或自己配置温暖的、具有舒适触感的座椅或坐垫，生理上的温暖可以促进对社交温暖和人际关爱的体验，提高学习效率。

- 在视频会议等场合，根据需要合理配置实体场景或虚拟背景，与会议的主题相适配。即使在一个相对狭小的空间内，也能够通过虚拟场景的配置扩展你的空间。

- 给自己配置一个性能良好的工效学鼠标和键盘，最大限度地避免手腕运动疲劳，同时采用机械键盘等阻力较小的录入设备，让打字的速度跟上你的思维（产出）的速度。

- 充分尊重自己的利手偏好（即通常说的右撇子或左撇子），将常用的学习用品放在固定的、在利手附近的位置，减少视觉搜索的时间，或者降低无关物品的视觉干扰。

- 构建具身认知的闭环。就像每一次我们打开计算机文档都会进行输入、修改、保存、关闭文件等操作一样，在特定的学习空间完成任务后，也应尽量按照既定的步骤将空间复原到学习前的样子。这样，在下次进入学习空间时，身体凭借记忆就马上能够适应，并很快进入高效的学习状态，减少无谓的"宕机"时间。

- 如果条件许可，建议设置可以投屏的墙面，将手机或电脑的内容投屏，或者配备宽屏显示器，以进行深度的思考或者小范围的讨论，也利于分屏进行不同的学习任务或工作（对我而言，每一个屏幕或屏幕的分区承担特定的任务，比如阅读的内容或写作的内容）。记住，比起尺寸较小的屏幕，尺寸较大的屏幕呈现信息的方式有利于展开更深或更广的思考。

- 如果你的办公条件更好一些，可配备一张可折叠的躺椅，用于冥想或偶尔打盹休息。

- 如果条件许可，设置一面可隐藏的背景墙镜子。一方面，你可以在需要的时候打开镜子扩展空间；另一方面，在练习演讲时，可以观看自己的表现（包括形体姿势和面部表情）。

 陈老师经验谈

此心安处是吾乡

我们对于学习所处的环境和空间的一个最本质的需求是它能带来安全感和舒适感。因此，建立稳定的与学习场所之间的联结和依恋感是必要的。如果一位学生对其所处的学习空间不能形成融洽感和匹配感，他可能总觉得不能静下心来，只能临时在相应的场所学习一会儿，那么他学习的专注度以及记忆效果等都会受到影响。对我而言，虽然我的工作和学习空间不大，但一定是自己非常熟悉和适应的，当我坐下来时，就能马上唤起我对空间的联结感，很快进入工作或学习的状态。

从具身认知的角度看，每个空间都有其特定的用途和功能，比如在学习区的空间，我们可以专心学习和工作；而在讨论区的空间，需要适当预留在白板上书写的空间甚至投影的空间，便于高效地协作和讨论。这种具身认知的对应也体现在电脑屏幕空间的排布上。我个人倾向于使用2~3个屏幕，比如一个屏幕专门用于阅读文献（按照阅读习惯，一般用左边的屏幕），另一个屏幕用于制作PPT或书写其他文档（包括编程）。

当然，地点依恋并不排斥人对空间依赖的灵活性。社会环境的飞速变化、空间场所的需求紧张以及日新月异的工作模式（包括共享空间的租赁等），要求我们主动克服对环境敏感的人格特征带来的劣势，最大限度地适应各种不利的空间条件，包括空间密度高、噪声大和照明条件不利。这就是为什么我能够在正午的时候，在拥挤的高校食堂排队打饭时，仍能尽力读完一篇六页以内用 A4 纸打印的英文文献。这种随时随地学习的能力需要平时刻意的训练，或者说这是一种学习习惯，很多工薪族在通勤途中也会工作或学习。但在这些不利的场所和空间条件下学习最好不要超过一小时，否则带来的身心疲惫也需要一定时间的恢复。

小结

1. 环境线索和空间布局按任务需求布置，充分利用和顺应具身认知性，充分挖掘肌肉记忆的力量，提高学习效率。

2. 学习空间的整洁程度因人而异，但一定要有空间的归属感，以在进入和退出学习状态时减少大脑宕机的情况和注意力的切换消耗。

3. 培养随时随地学习的能力。学习空间应虚实结合、动静结合、私人和共享结合。巧妙地、选择性地使用智能 App 管理虚拟学习空间和学习进度。

4. 优化学习环境中的五感元素和元素之间的匹配，充分调动五感的投入，提高对环境的适应力和对学习任务的胜任力。

5. 构建个人具身认知与环境的和谐共处，形成认知闭环，设计虚拟的扩展空间和有助于劳逸结合的物理空间。

后　记

　　着手写这本书的时候，我已经从北京大学的最高楼（王克桢楼）搬到北京大学的中心地带（哲学楼一层）办公。哲学楼的办公空间环境好像什么都好，就是夏天有蚊子，而且手机信号非常不好，这倒给了我清净的时光，以及有定力和安心读书的契机。此外，哲学楼北门外就是图书馆，南面是燕园食堂，精神食粮和物质食粮都方便获得，这从侧面提高了我的生活满意度和工作效率。

　　最近三年，一方面因为疫情管控，客观上我有更多时间可以读一些书，包括专业书以及其他有关教育和脑科学的书；另一方面，随着自己孩子的年纪渐长，他们身上暴露出来的一些问题让我觉得教科书上的东西可能不一定管用，一定要从现象深入本质去思考问题出现的原因和解决的方案。我是一个爱学习的人，在新冠肺炎疫情暴发前已经基本完成了好未来脑科学实验室和精锐集团关于学习力的课题，并从 2021 年 1 月份开始，连续在"燕园名师"平台开展了六场有关学习力的公益讲座。在与家长和朋友们广泛互动的基础上，我基本了解了大家所关心的学习力问题的方方面面，深深觉得有必要在此基础上对基于大脑学习特性的高质量学习进行总结，并结合脑科学的前沿研究和有用且可操作的实践方法写作一本科普书，以此回馈大家。

学习本身是一件有挑战但又令人愉快的事情。那么，究竟是什么阻碍了我们学习的步伐？从脑科学的角度看，新时代的数字生活给我们的学习模式带来了哪些挑战和革命性的更新？结合个人的观察和思考，我认为高质量学习的核心是"快乐学习，让爱生长"。相对于大量与大脑特性"失配"甚至扭曲的学习方式，如果不能在整个社会支持系统中播撒快乐学习的种子、传播科学的学习理念，并让"以人为本""学以成人"的博爱教育落到实处，那么任何短期的、功利的、速成的做法都可能是无源之水。

从学习的总体元认知目标和终极目标看，我总结了以下四点关于学习的经验之谈。

万物皆奇迹，万物皆科学，万物皆可学

现代社会的生活节奏太快，而我们的大脑结构和功能千百年来几乎没有什么变化，这种客观上的"失配"迫使我们需要跟上时代的节奏，快速学习，终身学习。事实上，我们只要深入了解就会发现，一切皆可学，一切皆有趣味，生活中的各个领域皆是如此，我们的学习也是如此。任何一门学科的设置总有它的理由，而且出现在教科书中的知识往往是经过很多专家共同编辑、历年迭代更新的，这些知识中蕴含了深刻的内容，不乏精妙的思维方法，需要学习者细细挖掘。

耶鲁大学教授威廉·德雷谢维奇（William Deresiewicz）在《优秀的绵羊》（*Excellent Sheep*）一书中对学生有以下三点批判：只对成功有兴趣，对学习没兴趣；太渴望被人赞扬了，以至于不敢犯错、不敢冒失败的风险；太想证明自己了，因此感到孤独、没有安全感、抑郁。我们生活在一个高度文明的社会，这个世界上有太多美好的东西值得我们去发现。孩子们要有一双善于发现的眼睛，有宽阔的胸襟去容纳。一个学习者只有脱离了以自我为中心的视角，才有更多的机会去观察美的事物。万物皆奇迹，比如海洋世界和动物的感官世界中蕴藏着许多未解之谜；万物皆科学，比如一把好的符合人体工程学的椅子的设计、玫瑰的进化史，都是科学研究的范畴；万物皆可学，比如钓鱼的学问、制作小视频的技巧等，都值得我们去学习探究。

水平和垂直维度的思考

在浮躁和急功近利的年代，我们更需要鼓励自己，鼓励孩子思考问题要有深度和广度。在数码产品和服务层出不穷的环境中，人的认知吝啬天性加上各种辅助认知（记忆和决策）工具的出现，进一步压缩了我们的思考空间，削弱了我们的思考能力。然而，如果我们能够从思维的角度转变认知方式，开展高质量、深度的学习，也能达到事半功倍的效果。我们可以从知识和技能储备的水平广度和垂直深度两个维度拓展思维和元认知能力。从水平广度看，我们需要拓展自己了解的领域，既应了解传统的专业知识，也应了解新兴的、快速迭代的专业技能；从垂直深度看，我们应提升问题解决的层次，比如，在写作时就可以分别进行谋篇布局（高阶的逻辑建构）和语言表达（初阶的词汇选择）等不同层次的认知训练。孩子的职业观和价值观教育也可以从以上两个维度展开，比如，若家长想培养孩子对于医生这个职业的认知，可以考虑在孩子认知发展的不同阶段给予概念上的渗透和外延的拓展，在其心中埋下理想和信仰的种子。

与自己和解，懂得敬畏和感恩

翻译《爱的教育》（*Cuore*）一书的夏丏尊说："教育之没有情感，没有爱，如同池塘没有水一样。没有水，就不成其池，没有爱就没有教育。"当前学校教育中普遍缺乏"情感教育"。在学习力方面，许多孩子甚至是高校科研组的部分成员都会缺乏"我要学"的主观动机，以某种掩饰的关系维持和家长、老师的表面"和平"关系，我称之为"虚假的繁荣"。这是一个很有意义、值得思考的社会心理问题，关乎理性和情绪的权衡以及归属感和获得感的确立。马斯洛需求层次的第三层就是归属与爱的需求。马斯洛认为，爱是一种健康的、情感的关系，是双方对彼此深深的理解和接受。如果归属和爱的需求得不到满足，个体就会产生痛苦的孤独感和无助感。获得感是一个本土性很强的"中国概念"，在国外尚不存在直接的概念与之对应。教育作为一个系统，应让孩子们、家长、教育工作者都有归属感和获得感，让教育的效用和效果最大化，让参与者基本认同所有的付出都是值得的、是有积极的回报的；最高的目标是让参与者自我实现。

"与自己和解"就是客观了解自己的长处和短处，敬畏科学研究的无止境，胸怀虚心学习的勇气和秉性。敬畏就是要意识到所有的生命都是珍贵的，对生命表现出尊重，小心地对待生命的馈赠。敬畏是一种精神品质，敬畏赋予事情以意义感。当家长和孩子去感受生活中的美好时，敬畏也会随之而来。花时间去欣赏自然风光，给自己时间和心情去感受自然的美妙，这是体会敬畏感的良好方式之一。

我鼓励有条件的家庭在逢年过节的时候，除了用视频来联络家人的感情，家庭成员也可以写一篇鼓励自己的总结报告，或者鼓励孩子用纸笔写感恩信件，并邮寄给特定的家长或亲人。在我上大学的年代，还没有手机和网络，一周和家人通一次长途电话（磁卡电话）的机会非常珍贵。大学一二年级，我总共收发了400多封信件，其中还有父亲的勉励信函，他的信总是用一句鼓励的话结尾："身体是革命的本钱，保重身体！"这些话永远不会过时，也是一种鞭策和激励。

快乐学习，让爱生长

学习的最终目的是收获成长，重新认知自我，并学会和他人、世界共处。学习的过程让学习者始终坚信自我有多重潜力，接纳当下的自我，激发潜在的自我，重构大脑的积极改变，从"我不愿意或我不行"转变到"我在执行积极的大脑改变"。教育的本质是培育爱。爱使教育中尖锐的矛盾得到化解，也使家长、教师和孩子通力合作，以更高的热情去实现教育的目标。

以家庭教育为例，我强烈鼓励孩子阅读有品质的家书类读物，比如《傅雷家书》，体会父母养育的良苦用心和心路历程，收获人生的经验、智慧和教训，也收获鼓励和榜样的力量，反思自己的时间规划、学业安排和以后的职业兴趣。傅雷先生知识渊博，对文学、艺术、教育和出版等都有独到的看法和论述。在给儿子傅聪的家书里，他多次提及练习钢琴的心得和体会，比如提出了"对付你的精神要像对付你的手与指一样，时时刻刻注意放松"的宝贵教诲，传达了"世界上最高、最纯洁的欢乐，莫过于欣赏艺术，更莫过于欣赏自己的孩子的手和心传达出来的艺术"的喜悦之情。这不仅是对儿子傅聪正面的引导和鼓励，也给后人留下了宝贵的精神遗产。

在整个教育和学习的生涯中，孩子始终是学习的主体，而且在养育的过程中，家长也收获了成长。如果教育给人的感觉是很痛苦的，或者教育的过程中没有关爱的种子的播撒和生长，那么教育的意义和结果是本末倒置的。

良好的学习型大脑的养成需要充分尊重正在日益发展的脑科学新知和技术进步，促进快乐学习，学以成人。爱成就了我们的现在，也将成就我们的未来，让我们用大爱去爱这个世界，去创造一个新的时代。

最后，感谢为本书提供实践基础和反馈意见的师长和朋友，包括相关课题执行过程中的合作者、原好未来脑科学实验室杨滢博士，北京大学心理与认知科学学院孟祥芝副教授和她的团队，我的研究生田玥同学，原精锐集团焦典老师和赵君老师，"燕园名师"的林骖伦老师和他的团队，中国人民大学出版社商业新知事业部的编辑杜晓雅和她的同事们，以及我的第一批读者（我的家人）等，没有你们的鼓励和支持，本书无法付梓与读者见面。

北京阅想时代文化发展有限责任公司为中国人民大学出版社有限公司下属的商业新知事业部，致力于经管类优秀出版物（外版书为主）的策划及出版，主要涉及经济管理、金融、投资理财、心理学、成功励志、生活等出版领域，下设"阅想·商业""阅想·财富""阅想·新知""阅想·心理""阅想·生活"以及"阅想·人文"等多条产品线，致力于为国内商业人士提供涵盖先进、前沿的管理理念和思想的专业类图书和趋势类图书，同时也为满足商业人士的内心诉求，打造一系列提倡心理和生活健康的心理学图书和生活管理类图书。

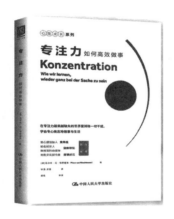

《专注力：如何高效做事》

在专注力越来越缺失的世界里排除一切干扰，学会专心致志地做事与生活。这本书将告诉你：

- 专注力在大脑中是如何产生的；
- 为何现在专心做一件事情如此之难；
- 如何在日常生活中重新集中注意力。

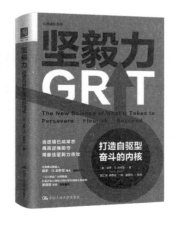

《坚毅力：打造自驱型奋斗的内核》

- 逆商理论创始人保罗·G. 史托兹博士又一力作，作者在本书中提出的是"坚毅力 2.0"的概念——最佳的坚毅力，它是坚毅力数量和质量的融合，即最佳的坚毅力是好的、强大的和聪明的坚毅力合体。
- 这是一本理论＋步骤＋工具＋模型＋真实案例分析的获得最佳坚毅力的实操书。
- "长江学者"特聘教授、北京大学心理与认知科学学院博士生导师谢晓非教授作序推荐。